高等职业教育创新教材

供口腔医学技术专业用

总主编 牛东平

优殆理论与技术

顾问 易新竹

主编 原双斌　副主编 贺志芳

编者（以姓氏笔画为序）

牛　丹（北京联袂义齿技术有限公司）

石虹霞（山西齿科医院）

贺志芳（山西齿科医院）

原　琴（山西联袂义齿技术有限公司）

原双斌（山西齿科医院）

魏利杉（北京联袂义齿技术有限公司）

人民卫生出版社

图书在版编目（CIP）数据

优𬌗理论与技术 / 原双斌主编 . —北京：人民卫生出版社，
2016

ISBN 978−7−117−22929−6

Ⅰ.①优⋯　Ⅱ.①原⋯　Ⅲ.①牙体 – 形态特征 – 医学院校 –
教材　Ⅳ.①R322.4

中国版本图书馆 CIP 数据核字（2016）第 159951 号

人卫社官网　www.pmph.com	出版物查询，在线购书
人卫医学网　www.ipmph.com	医学考试辅导，医学数据库服务，医学教育资源，大众健康资讯

优𬌗理论与技术

主　　编：原双斌

出版发行：人民卫生出版社（中继线 010-59780011）

地　　址：北京市朝阳区潘家园南里 19 号

邮　　编：100021

E - mail：pmph @ pmph.com

购书热线：010-59787592　010-59787584　010-65264830

印　　刷：北京九州迅驰传媒文化有限公司

经　　销：新华书店

开　　本：787 × 1092　1/16　　印张：11

字　　数：268 千字

版　　次：2016 年 11 月第 1 版　2023 年 10 月第 1 版第 5 次印刷

标准书号：ISBN 978-7-117-22929-6/R·22930

定　　价：68.00 元

打击盗版举报电话：010-59787491　E-mail：WQ @ pmph.com

（凡属印装质量问题请与本社市场营销中心联系退换）

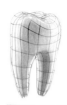

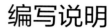编写说明

对一个国家来说,完善的教育体系,需要在精英教育与职业教育之间寻找平衡。没有精英教育,就没有"中国创造";而没有职业教育,高品质的"中国制造"也就成了"空中楼阁"。完善的教育体系让每位学生都有机会去创造出彩的人生,国家也能通过源源不断输入的各类职业技术人才,提高"中国制造"的市场竞争力,这是国家层面对教育的顶层设计。职业教育使命是培养有知识的"能工巧匠",而教材是知识的载体,也是教学的指导性文件,其重要性不言而喻。

本套创新教材基于我及团队 30 年来一直从事口腔医学技术专业相关教学、教材编写。创新的力量无可限量,可以突破禁锢,开辟出一片新的天地。对我们既是挑战,更是机遇。30 多年来,我国义齿制造业的发展突飞猛进,但我及团队潜心研究我国与世界上几个制造强国在该领域的反差,危机感顿生,这就促使我们编写本套教材时,一定要体现"中国制造"在该领域的态度与担当。

一、专业课程设置

《中国制造 2025》是我国政府在新一轮产业革命中做出的积极举措,强调制造业在中国经济中的基础作用,以及如何将制造大国升级为制造强国。

义齿制造是否属于制造业,属于什么样的制造业? 与《中国制造 2025》有什么关系? 是本套教材的编者和师生们首先需要明确的。制造业的定义是将原材料通过制造过程,转化为人们使用的工具、工业品和生活日用品的行业。国家有关部门将"定制式义齿"确定为"医疗器械",自然属于制造业。不仅如此,目前义齿制作技术领域在很大程度上依赖蓬勃发展、方兴未艾的现代技术支撑,如数字化、网络化、数控机床、3D 打印已十分普遍,因此,属于地地道道的现代制造业范畴。而为制造业培养主力军队伍的高等院校,应把培养目标置于这个大背景下,对每位学生来说,更应把国家发展需要与实现自己梦想相结合。

鉴于此,专业课程设置必须服务、服从于这一目标。强化学生的动手能力训练,教育学生牢牢树立"守正笃实、精益求精、久久为功"的工匠精神,把培养千千万万有知识的"能工巧匠"作为不二使命。因此,口腔医学技术专业课程设置时,把与培养目标不密切相关的《口

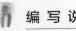

腔内科学》《口腔颌面外科学》《口腔预防医学》等课程删除,增加了对本专业具有基石意义的《牙体形态与功能》《优𬌗理论与技术》,以及适应产业"互联网 +"需要的《口腔数字化技术》。理论课与实践课之比为 1∶2.5(具体见附表)。

专业课程设置取决于培养目标。因此,本套创新教材的**专业课程设置包括:**

1. 牙体形态与功能
2. 优𬌗理论与技术
3. 口腔工艺材料
4. 口腔美学基础
5. 固定修复体工艺技术
6. 可摘局部义齿工艺技术
7. 全口义齿工艺技术
8. 口腔数字化技术

二、"交叉理论"处理

"交叉理论"是指既涉及口腔医学又涉及口腔医学技术专业的理论。属于这一问题的范围,集中在两门课程:一是口腔解剖学,二是口腔修复学。因此,本套书将涉及解剖学内容的部分,分别在《牙体形态与功能》和《优𬌗理论与技术》中讲解。例如,牙齿的进化、发育和结构等知识点,放在《牙体形态与功能》中;而有关咀嚼系统的颌骨、肌肉、关节和神经等知识点,则放在《优𬌗理论与技术》中。涉及修复学内容的部分,主要是有助于对医师设计的理解和对牙体制备及制取的印模是否符合要求进行判断方面的内容,分别在三种义齿制作技术中作为基本理论单列章节讲解。

三、关于𬌗学

问题的提出是基于𬌗学对口腔医学技术专业的重要性及其易被忽视的普遍性。𬌗学被普遍认为是最难教、最难学的一门课程,但义齿是外壳,𬌗是灵魂。没有对𬌗学的深刻理解,不可能制作出高质量义齿。

咀嚼系统是一个多元素功能共同体,功能链条的末端是牙齿,其冠的表面虽然覆盖一层人体最硬的组织,但一点不影响其感知度。上、下颌牙齿间的感知度为 $7\mu m$,容忍度为 $20\mu m$,意味着超过此值可能给器官造成伤害。轻者影响功能,重者会造成"医源性疾病",给患者带来难以想象的痛苦。

古人云:"天下无难事,在乎人为之,不为易也难,为之难亦易"。万物发展都是一个过程,恩格斯将过程思想称为伟大的哲学思想。俗话说,"台上一分钟,台下十年功",就是生活中的哲学,过程通常是枯燥的,而结果是丰富的。没有过程就没有结果。因此,想让义齿获得优质咬合,也有一个过程,而且这个过程存在着内在逻辑性联系,概括如下:

1. **重基础** 牙齿是构成𬌗的主体元素,也是𬌗的基石。从形态到功能、理论到实践,要投入足够精力。学习总时间应达到 450~500 学时。

2. 强主体　牙列是𬌗的主体功能结构。牙齿、牙周组织与颌骨共同构成牙列,它是牙齿实现功能的形式。要强化对牙列的结构、形态、功能以及上、下颌牙列关系的学习。

3. 保顺畅　上、下颌牙列要行使功能,前提是下颌处于运动状态,即动态𬌗。如何保持下颌运动顺畅,需要在前面所学知识的基础上,继续学习相关关节、骨骼、肌肉、神经、组织结构的功能,以及下颌各种功能位置。

4. 用信息　像人的面孔、指纹一样,义齿也具有个性化特质。接收和运用医师提供的患者个性化信息,是技师的一项重要基本功,是制作个性化义齿的基础。

四、专业技术

专业技术体现工匠精神,动手能力则是重要的教学目标。教师和学生需了解 2 年在校学习期间,除了理论课程,应初步或基本掌握哪些技术。因此,我们提炼出以下 10 项技术,这些只是基本的概括,例如,数据转移技术是个复杂的过程,既包括医师用面弓、转移台、𬌗架传递各种与𬌗相关的信息,也涉及技师通过转移台、𬌗架对信息的接收和应用;再如失蜡铸造技术既包括金属铸造,也包括树脂和陶瓷铸造技术;而美学技术涉及牙齿的排列、位置、角度、颜色及表面形态细节等,每项技术都有着丰富的内涵,不能将它们孤立地区分开来。

1. 模型代型技术
2. 数据转移技术
3. 失蜡铸造技术
4. 数字化技术
5. 表面加工技术
6. 卡环弯制技术
7. 仿天然牙堆蜡技术
8. 饰面技术(瓷及树脂成形技术)
9. 排牙技术
10. 美学技术

五、质量检测

质量检测是保证产品质量的重要手段。义齿质量检测是一项非常重要的工作,分为阶段性质量检测和最终质量检测。

义齿作为一种产品,它的制造过程是由若干阶段完成的,只有每个阶段的质量达标,才会有产品最终质量的合格。因此,在每个阶段有其相对独立的质量标准,称为阶段质量目标。建立这种检测制度,可防止阶段不合格产品往下游延续和叠加。最终质量检测是在上述各阶段质量检测基础上进行全面的检测。这种理念贯穿于各种义齿制作过程。

六、引领作用

目前,我国处于由制造大国提升为制造强国的大变革时代,即进入产业结构调整、供给侧改革、重质量的新常态。因此,教材必须肩负起引领作用,体现先进性。

经过近30年的发展,义齿制作由失蜡技术(属于传统工艺技术,以手工作坊式为主)通过基于印模/模型的CAD/CAM过渡到半数字化;而由半数字化到用"互联网+"将临床数字印模通过网络传递给设计制造车间,实现了义齿制造的"全数字化",只用了不到10年时间。谁会设想下个10年制造业会发生什么变化?

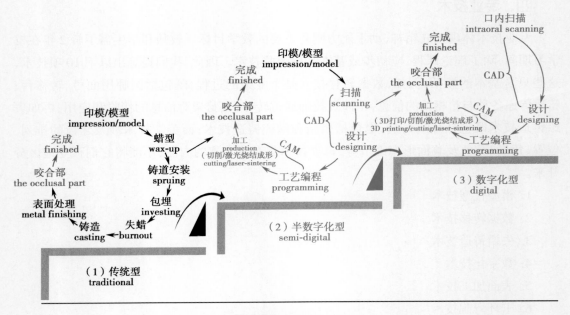

产业结构转型升级示意图

黑色:传统工艺;蓝色:数字化工艺;红色:手工完成

蓝色、黑色均用于制作基底部;红色用于制作咬合部

由传统型到数字化型的发展过程,体现着该行业产业结构的调整:由劳动密集向科技密集、由高耗能向低耗能、由低质量向高质量的转型升级

"互联网+"提供了一个"共享"的手段,不仅可以提速,更能提质,因为它免除了若干可能造成工作失误的环节,这也无疑给义齿制造业带来了发展先机。

值得说明的是,在本套教材编写过程中,得到了各位专家、各位同事以及出版社领导和编辑的大力支持。感谢易新竹、巢永烈、冯海兰、王新知、赵信义等教授在百忙之中为本套教材担任主审。感谢原双斌医师协助总主编参与并指导了编写的全过程;林文元所长、郭俊秀同事在资料收集方面给予了大力协助;王收年医师完成了全部绘图工作;贺志芳、牛凤娴医师在文字整理等方面做了默默无闻的贡献;山西省职工医学院李海龙老师、河北唐山职业技术学院蒋菁、库莉博老师为教材的顺利出版也给予了大力支持,在此一并致谢!

由于编写时间短,编写经验有限,本套教材难免有不妥之处,恳请广大师生及同行提出宝贵意见,以供再版时修改。

牛东平

2018 年 3 月 29 日

附表　专业课程设置及时间分配
(仅供参考)

序号	课程名称	学时数		
		总学时	理论学时	实训学时
1	牙体形态与功能	450	40	410
2	优𬌗理论与技术	154	46	108
3	口腔工艺材料	58	44	14
4	口腔美学基础	50	50	0
5	固定修复体工艺技术	200	48	152
6	可摘局部义齿工艺技术	156	54	102
7	全口义齿工艺技术	76	40	36
8	口腔数字化技术	40	22	18
	合计	1184	344	840

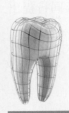

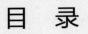

目 录

绪 论

　　殆学作为一门重要的基础课程,相对于口腔其他专业课程起步较晚,但也有半个多世纪。对我们很多人来讲仍然是陌生、深奥的。殆到底是什么? 这里借用恩格斯曾经引用过的一个故事:"法国作家莫里哀的喜剧《醉心贵族的小市民》中有个人物茹尔丹,他是小市民,偏偏醉心于贵族,处处假装爱艺术、爱文学。他弄不清什么是散文,别人告诉他,你说的就是散文。他说,天啦,我整天说散文却不知道什么是散文!"我们每天通过上、下牙的接触吃东西,这种上下颌牙齿的接触就是殆。我们每天在用殆,却不知道什么是殆,这与故事里醉心贵族的小市民整天在说散文,却不知道什么是散文,不是如出一辙吗? 究其原因,专业教学难辞其咎。

　　牛东平、原双斌殆学"举纲张目"教学法(以下简称"教学法")中提到:"殆学实际上是对**牙齿等口颌系统各元素形态及相互关系的功能性解读和践行。**"解读和践行是个"过程",没有过程就没有结果。而过程通常是枯燥的,结果却往往是丰富的。只想着美好的结果,而不重视过程,结果只能是愿望。鉴于此,我们提出"四步法"(图0-1)学习过程,是对教学法的注脚,体现过程中的三个特点:逻辑性、聚焦性和实践性。

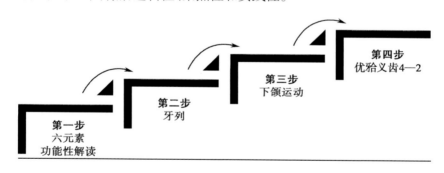

图 0-1　四步法

(一) 逻辑性

　　殆学是一门充满着辩证法的学科。课程顶层设计的逻辑性很重要。四步法呈梯形,由简到繁、由表及里、由此及彼、透过现象看本质、普遍联系,让学习过程更容易、更顺畅。

　　第一步:口颌系统各元素功能解读

　　口颌系统主要由六个元素构成,解读的目的是逐个发掘各元素的功能,与"**优质咬合**"为"纲","**持久耐用**"、"**省力高效**"、"**运行顺畅**"为"目"的"教学法"中的"目"及其子系统彼此联系。它位于阶梯的最底层,是殆的基础(其中牙的功能见《牙体形态与功能》一书)。

　　第二步:牙列

　　牙列是殆的功能主体结构,所有的咬合功能均在上下颌牙齿之间实现。牙列由牙、牙周和颌骨三个元素构成,本质上是三个元素的"复合体"。它以颌骨为载体和固位装置,牙与牙周在颌骨上按特定位置排列,上下颌各自成为一个独立的功能单位。该阶段的学习重点是牙、牙周和颌骨之间、牙与牙之间、上下牙列间的静态关系。

第三步:下颌运动

下颌运动又称功能运动,静止的牙列是没有功能的。功能的实现必须依赖动力源——肌肉、运动枢纽——颞下颌关节、控制系统——神经系统。该阶段的学习重点是关节、肌肉和神经系统三元素相对于牙列的动态关系。这一步是殆最精彩和最重要的部分。咀嚼系统所有元素悉数登场,如果将殆比喻为一幕剧,前面两步是序幕,这一步才是高峰。

到此,口颌系统可实现其全部生理功能。

第四步:优殆义齿 4—2

如果将本课程比喻为一棵大树,第一、第二步为树根,第三步是树干,第四步则是开花结果的树枝。

为了更好地进行义齿修复,从形态及功能范围达到理想的程度,即持久耐用、省力高效和运行顺畅,则必须收集大量信息。

进行功能性义齿修复时,目前普遍采用均值型或简易殆架,由于这些殆架只能模拟简单的下颌运动。若想恢复缺失牙齿的殆面形态,它可谓爱莫能助。牙齿的殆面形态与颞下颌关节结构及运动有着千丝万缕的联系。前牙舌面,后牙牙尖高度、斜度、方向,殆面窝的深浅等均由关节窝前斜面和内侧斜面形态所决定。本质上,颞下颌关节的形态,不论是静态还是动态,从大到小,都体现在殆面上,它们之间的关系如影随形,殆罗盘理念依此应运而生。有人直白地说,与其称为个性化殆,毋宁称为个性化颞下颌关节。人类几百万年的进化,颞下颌关节与牙列形成功能共同体,形态匹配,理在其中。

而颞下颌关节形态与牙齿殆面形态之间的这种关系,能否指导恢复缺失牙的殆面形态? 殆架能否承载这一任务? 实现这一目标,必须解决以下三个问题:

1. 上颌至颅底的位置　每个人上颌至颅底的三维位置都不同,其与颞下颌关节的位置也是变化的,必须加以确定后,殆平面倾角、髁突纵向和横向运动弧的半径才能随之确定,这些是恢复殆面形态的基础。

2. 牙尖交错位　是静态殆的代表性颌位,反映各种咬合力的平衡位置,是所有功能性运动的起点和归宿。

3. 颞下颌关节形态信息的传递　牙齿缺失后对殆面形态的恢复既是重点也是难点。唯一可利用的是颞下颌关节形态,但它无法用如获取口腔印模的方法得到,只能通过间接法。

我们视面弓为"定海神针",其体现着多重功能的叠加,对目标实现有决定性意义。后二前一的三点一面(后二指双侧髁突中点,前一指每种面弓特定参考点,一面指由上述三点确定的参考平面)锁定了每个人上颌与颅骨的三维位置。两线两角(髁突的前伸和侧方运动两条线和两线与参考平面之间的夹角)即髁突的前伸运动和侧方运动与参考平面形成的前伸和侧方髁道斜度。这些是确定殆面形态的依据。

殆架发明于 1800 年,1887 年 Hayes 发明的面弓才问世。关于殆架的选择,通常选用均值型殆架或简易殆架。有人形容,用这类殆架制作义齿如同让全世界人穿同一码鞋,对绝大多数人来说是不合脚的,偶尔遇到合脚的也纯属偶然。此话多数人未必认同,原因是不用面弓的患者照样把义齿戴走了,很多人还是"满意而归"! 这里有个误区:在牙尖交错位基础上,功能运动时,牙齿间产生的错位在几十微米到数百微米,一般经过临床医师调𬌗后,多数义齿可以让患者戴走。但医师所调磨的正是技师在工作中所追求的精准。医师花较多时间调𬌗,把𬌗面形态"改造"的面目全非时,会破坏正常的咬合关系,同时,重新建立的咬合关系未必能实现有效的接触,不仅效率低,并且无法实现𬌗力平衡。轻者形成潜在的𬌗干扰,重者会引起医源性疾患。这些情况,临床上屡见不鲜。面弓的使用目的正是出于改变这种状况。自然必须选择与之相匹配的、结构更复杂、功能更全面的可调式𬌗架。

因此,优质咬合的实现需要应用面弓 - 可调式𬌗架体系,为使大家易理解、好记忆,简称4—2路径,其含义包括:

1—2 两种职业。指医师与技师两种职业人员参与,强调医技合作。

2—2 两种器械。指使用两种器械,即面弓和𬌗架。面弓既是信息载体,也是信息传递者。𬌗架既是信息接收者,也是模拟下颌运动的工具。它们在颞下颌关节形态信息传递中起桥梁作用(图 0-2)。

3—2 两种运动。指髁突进行两个方向运动,即前伸运动和侧方运动,它们的轨迹与参考平面形成

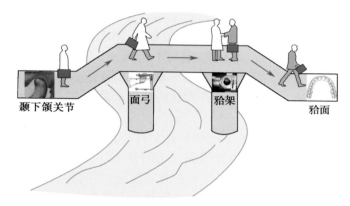

图 0-2　4—2 路径中"面弓 - 𬌗架"的桥梁作用示意图

相应的夹角:前伸髁道斜度及侧方髁道斜度(Bennett 角),并在𬌗架铰轴上设置。

4—2 两种参数。指利用𬌗架铰轴上设置的前伸髁道斜度及侧方髁道斜度两个参数,用于恢复𬌗面形态。

4—2 路径义齿制作方法,体现"量体定做"和"精益求精"。4—2 路径固然重要,并非是优质咬合技术的全部,它绝对是不可或缺的基础。就制约𬌗面形态因素而言,也绝非限于前伸和侧方髁道斜度,但它们既是最主要的,也是比较切实可行的。伴随着我国由制造大国步入制造强国,不仅面弓应用会逐渐普及,电子面弓的应用也会渐渐升温。

(二)聚焦性

在教材内容选择上,"聚焦性"同样重要。现在处于知识爆炸时代,教材不可能把有关知识都罗列出来,必须经过筛选、提炼,把有价值的知识归类采纳,与"教学法"中"耐用"、"高效"及"顺畅"三条主线紧密联系,贯穿始终。

(三)实践性

实践性对本专业具有突出的重要性。所谓"能工巧匠",就体现在动手能力强,牙齿、牙列、𬌗罗盘每个环节都要求在扎实理论的基础上,精准的进行堆蜡练习,实践课与理论课用时比例约为 8：2。这个任务十分艰巨,它决定着义齿的质量,也决定着个人的社会竞争力。实现这一目标需要的是"咬定青山不放松"的定力和"守正笃实,久久为功"的精神。

(牛东平　原双斌)

第一章 口颌系统

口颌系统又称咀嚼系统,由牙和牙周、颅面骨、颈椎骨、肩胛骨等骨组织与联系各骨间的肌肉、韧带、颞下颌关节,以及血管、淋巴、神经等软组织共同构成。它涵盖了所有与咀嚼功能相关的组织,并不只局限于口腔范围。其中,牙、牙周、颌骨、咀嚼肌、颞下颌关节及神经组织是构成口颌系统的主要元素。口颌系统所有元素都遵循"功能决定形态,形态体现功能"的法则。本章内容旨在对这些主要元素(牙除外)的形态、结构逐一进行功能解读,即单个元素的解读。

口颌系统的主要任务是对食物进行机械加工,而牙是加工食物的工具。颌骨是牙的载体,牙依靠牙周组织固位于颌骨上。在神经系统的调控下,通过肌肉的收缩,颞下颌关节的协调运动,上下牙列的相互配合,共同完成对食物的磨碎。整个口颌系统是一个功能整体,其中任何元素出现功能和形态的改变,都可能使其他元素产生适应性改变。各元素之间相互联系,相互影响,通过"持久耐用"、"省力高效"、"运行顺畅"三种机制实现"优质咬合"。

第一节 牙周组织

由于咀嚼食物时作用于牙及牙槽骨上的殆力高达几十千克,因此牙的支持组织必须十分稳固。

牙周组织是牙的支持组织,由四部分组成:牙龈、牙周膜、牙槽骨、牙骨质。

一、牙龈

牙龈是包围和覆盖在牙颈部和牙槽嵴的口腔黏膜,呈浅粉红色,质地较坚韧。牙龈分为游离龈、附着龈和牙间乳头三部分(图 1-1)。

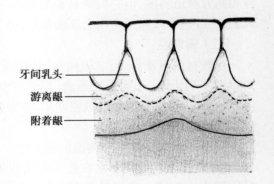

牙间乳头 —
游离龈 ———
附着龈 ———

图 1-1　牙龈各部分唇面观

(一) 游离龈

游离龈是指牙龈围绕在牙颈周围但不与牙面附着的边缘部分。它游离可动,呈连续的半月形,色泽比附着龈稍红。游离龈与牙面之间有一环状狭小的间隙,称为龈沟,正常深度约为 0.5~3.0mm(图 1-2)。前牙修复时,因为美观的需要,常把修复体的边缘置于龈沟内,但应注意边缘位置不可超过龈沟深度的一半,通常为龈缘下 0.5mm。

（二）附着龈

附着龈位于游离龈的根方,紧密附着在牙槽嵴表面,宽度约为 3.0~9.0mm。附着龈与游离龈相连处常有一条凹陷的浅沟称为游离龈沟。附着龈色粉红,质地坚韧,表面呈橘皮状,有许多点状凹陷称为点彩。点彩的直径约为 0.6~1.4mm,深度不超过 0.5mm。点彩可增强牙龈对机械摩擦力的抵抗。在炎症水肿时,点彩消失。

（三）龈乳头

牙龈呈锥体状,充填于相邻两牙的间隙部分称为龈乳头,也称牙间乳头。老年人或牙周疾病患者,龈乳头退缩而使牙间隙暴露,易引起食物嵌塞。龈乳头的形态与牙齿邻面接触区的形态有关:如果邻面接触面积宽大,则龈乳头窄而低;如果邻面为点状接触,则龈乳头大而高;如果牙齿相互重叠、拥挤,则龈乳头可能突出在外。全冠修复时应注意邻面外形的正确恢复,准确恢复邻面接触区,既不能压迫龈乳头,也不可留下过大的牙间隙。

牙龈由上皮层和固有层组成(图 1-2)。固有层含有丰富的胶原纤维,并直接附着于牙槽骨和牙颈部。当牙齿受到外力作用时,固有层中的胶原纤维可将外力传导和分散,防止牙齿在外力作用下倾斜或移位。根据胶原纤维束的排列方向,可分为下列五组(图 1-3):

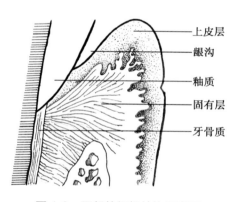

图 1-2　牙龈的组织结构示意图

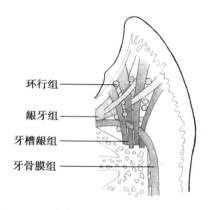

图 1-3　牙龈纤维束分布示意图(唇舌方向)

1. 龈牙组　起自牙颈部牙骨质,向牙冠方向呈放射状止于游离龈和附着龈的固有层。是牙龈纤维中最多的一组,其功能是牵引牙龈与牙紧密结合。

2. 牙槽龈组　自牙槽嵴向牙冠方向散开,止于游离龈和附着龈的固有层。其功能是牵引牙龈与牙槽嵴紧密结合。

3. 环行组　位于游离龈中,呈环行排列,这组纤维最细,常与邻近的其他纤维束缠绕在一起,有助于游离龈附着在牙上。

4. 牙骨膜组　只存在于牙的唇(颊)、舌(腭)侧,起自牙颈部的牙骨质,越过牙槽突外侧骨皮质骨膜,进入牙槽突。其功能是将牙向牙槽窝内牵引。

5. 越隔组　只存在于牙邻面,连接相邻两牙的纤维。起自颈部牙骨质,呈水平方向越过牙槽嵴顶,止于邻牙颈部牙骨质。其功能是防止牙齿向近远中方向倾斜,保持相邻两牙的邻接关系。

其中环行组和越隔组相互交叉缠绕,在牙颈部呈 8 字形把相邻的牙捆绑在一起。当牙弓中的某颗牙受到颊舌向或近远中向的外力时,可借助捆绑的牙龈纤维将力量传递给邻牙,从而分散了非轴向力,确保牙的持久耐用(图1-4)。

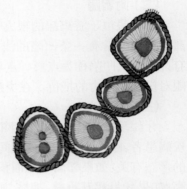

二、牙周膜

牙周膜又称牙周韧带,是环绕牙根并连接牙骨质与牙槽骨的致密结缔组织。其厚度约为0.15~0.38mm,随着年龄的增长,厚度逐渐减小。牙周膜的主要功能是将牙牢固地悬吊在牙槽窝内,并能缓冲和调节咀嚼过程中牙所承受的压力。

图 1-4 牙龈纤维的8字形捆绑

(一) 牙周膜的组织结构

牙周膜主要由胶原纤维、各种细胞及基质组成。胶原纤维汇集成粗大的纤维束,并沿一定的方向排列,称为主纤维。主纤维一端埋入牙骨质内,另一端埋入牙槽骨内。埋在牙骨质和牙槽骨中的主纤维又称穿通纤维或Sharpey's fiber。

由于主纤维所在的部位和功能不同,其排列方向也不同。主纤维可分为以下几组(图1-5):

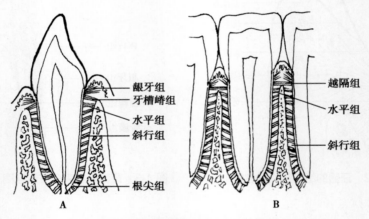

图 1-5 牙周膜主纤维束分布示意图
A. 唇舌方向;B. 近远中方向

1. 牙槽嵴组 主要分布于牙的唇(颊)、舌(腭)侧,邻面无此纤维。起自牙颈部的牙骨质,向外下方走行,止于牙槽嵴顶。其功能是将牙向牙槽窝内牵引,对抗侧方力,保持牙直立。

2. 水平组 在牙槽嵴组纤维的根方,起于牙骨质,呈水平方向走行,止于牙槽骨,是维持牙直立的主要力量。与牙槽嵴组纤维共同对抗侧向力,防止牙侧方移动。

3. 斜行组 是牙周膜中数量最多、力量最强的一组纤维。除了牙颈部和根尖区外,都是斜行组分布的区域。起自牙骨质,约成45°角斜向牙槽嵴顶的方向走行,止于牙槽骨。纤维附着牙骨质的一端近根尖部,而附着牙槽骨的一端近牙颈部,将牙悬吊于牙槽窝内。这种结构可将牙所受的咀嚼压力转变为牵引力,均匀地分散到牙槽骨上。如果牙所受外力方向与牙体长轴一致(轴向力),则所有斜行组纤维都能发挥作用(图1-6);如果牙所受的力是非轴向力,则只有部分斜行组纤维呈紧张状态,部分区域受到压力,易造成牙周纤维的损伤(图1-7)。因此义齿修复时,应认真对待牙的位置、倾斜的方向,准确进行𬌗面成形,合理设计𬌗触点的位置和数量,尽可能使其所受𬌗力方向为轴向力,只有这样才能实现持久耐用。

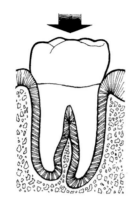 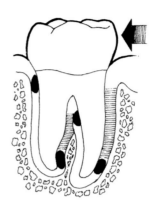

图1-6 牙受到轴向外力时,所有斜行组纤维都参与力的传导　　图1-7 牙受到水平向外力时,仅部分斜行组纤维参与力的传导,部分区域受到压力

从水平切面观察,斜行组纤维的排列呈交织状,而不是直的放射状,这种结构可以限制牙的转动。

4. 根尖组　起自根尖区牙骨质,呈放射状止于根尖周围的牙槽骨。其功能是固定根尖的位置,保护进出根尖孔的神经、血管组织。

5. 根间组　只存在于多根牙。起自根分叉处的牙根间骨隔顶,呈放射状止于根分叉处的牙骨质,其功能是防止牙根向冠方移动。

(二)牙周膜的功能

1. 支持功能　牙周膜将牙固定于牙槽窝中,同时它还可缓冲牙齿受到的外力,保护牙根免受外力损伤。牙周膜一旦受到破坏,牙将会因为失去附着而松动,甚至脱落。牙周健康对于牙的持久耐用至关重要。

2. 感觉功能　牙周膜中有丰富的神经末梢和感受器,对疼痛、压力和振动都十分敏感,并能明确定位。当咬合力量过大,超过牙周组织的承受能力时,牙周膜的感受器向大脑发出"求救信号",大脑立即向相关的咀嚼肌发出指令,肌肉停止收缩,于是咬合力立即下降。比如吃米饭时咬到石子,口腔立即反射性地张开。另外,上下牙间还可感知$10\mu m$的高度差,因而对义齿的咬合精度要求很高。牙周膜通过神经系统的传导和反射,支配颌骨、肌肉、关节的运动,从而调节和缓冲咀嚼压力。

3. 营养功能　牙周膜的血供丰富,可以为牙周膜、牙骨质、牙槽骨提供营养。

4. 形成功能　牙周膜有不断自我更新的能力,新形成的胶原纤维代替老化的纤维,牙骨质和牙槽骨也不断形成,使得牙周膜可以维持良好的功能状态。

三、牙槽骨

牙槽骨是上下颌骨包绕和支持牙根的部分,又称牙槽突。容纳牙根的窝称牙槽窝,牙槽窝的内壁称为固有牙槽骨。牙槽窝在冠方的游离端称为牙槽嵴,固有牙槽骨在牙槽嵴处与外骨板相连。两牙之间的部分称为牙槽间隔;多根牙诸牙根间的部分称为牙根间隔。

固有牙槽骨和外骨板属于密质骨,两者之间为松质骨。松质骨由骨小梁和骨髓组成。骨小梁的粗细、数量和排列方向与牙所受咀嚼力的大小、方向有关。受力大的区域,骨小梁粗大致密,骨髓间隙小;反之,骨小梁细小,骨髓间隙大。骨小梁的排列方向一般与咬合力方向一致,这样排列可以承受较大的外力。

牙对牙槽骨的发育及维持起着至关重要的作用。牙槽骨随着牙齿的萌出而发育,随着牙齿的脱落而萎缩。

牙槽骨是高度可塑性组织,也是人体骨骼中最活跃的部分。它具有受压力吸收,受牵引力增生的特性。一般情况下,牙槽骨的吸收与新生保持动态平衡,正畸治疗就是利用牙槽骨这一特性使错位牙得到矫正。但是如果牙齿长时间受到异常的非轴向力的作用,就可造成骨吸收大于骨新生,牙就会移位甚至松动。因此义齿修复时应尽量避免非轴向力。

四、牙骨质

牙骨质是覆盖于牙根表面的一层淡黄色硬组织,结构类似于骨。牙骨质中含有牙周韧带埋入的胶原纤维——穿通纤维,牙借此纤维附着于牙槽骨上。牙骨质也是牙体组织的一部分,其组织结构及功能参见《牙体形态与功能》一书。

小结:

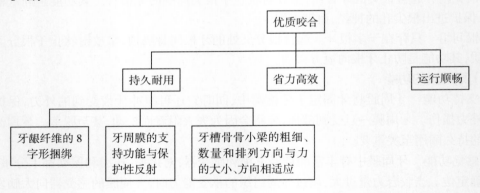

第二节　颌　　骨

颅骨由 22 块扁骨和不规则骨组成,分为脑颅和面颅两部分。脑颅位于颅的后上部,内有颅腔,容纳脑,共 8 块,分别是额骨、筛骨、蝶骨、枕骨及左右成对的顶骨与颞骨;面颅为颅的前下部分,构成颌面部的支架,由 14 块形态各异的骨组成。除了下颌骨和犁骨为单一骨之外,上颌骨、鼻骨、泪骨、颧骨、腭骨及下鼻甲均左右成对,对称分布。其中与口腔工艺技术专业有关的骨包括:上颌骨、下颌骨、颧骨、腭骨、颞骨、蝶骨及颈部的舌骨。本节重点介绍与咀嚼功能关系密切的上颌骨与下颌骨,其余骨只简要介绍与肌肉附着相关的结构。

知识链接 ┄┄┄┄┄┄┄┄┄┄┄┄┄┄┄┄┄┄┄┄┄┄┄┄┄┄┄┄

骨　组　织

　　人的运动系统由骨、关节和肌肉组成。骨按形态可分为长骨(如肱骨)、短骨(如腕骨)、扁骨(如额骨)和不规则骨(如上颌骨)。骨的基本结构由骨膜、骨质、骨髓组成。骨质分为骨密质和骨松质。骨密质由骨板紧密排列而成,致密而坚硬,抗压力很强;骨松质是由骨小梁形成的网状结构,网孔内有骨髓,结构疏松,可以承受一定的压力。通常短骨、扁骨、不规则骨的表面是骨密质,而内部则为骨松质。

一、上颌骨

　　上颌骨与脑颅借骨缝连接成一个整体,在咀嚼运动中处于不动的状态,被动受力。下文重点介绍上颌骨的形态结构如何传导和分散𬌗力。

　　上颌骨位于颜面中部,左右各一,相互对称,与邻骨紧密相连,参与眼眶底部、口腔顶的大部分、鼻腔外侧壁和底部、部分颞下窝和翼腭窝、翼上颌裂及眶下裂的构成。上颌骨内有含气的腔(上颌窦),故又属于含气骨。

　　上颌骨的解剖形态不规则,大致可分为一体四突(图 1-8,图 1-9)。

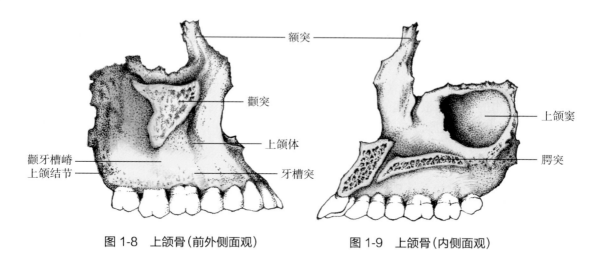

图 1-8　上颌骨(前外侧面观)　　　　　　图 1-9　上颌骨(内侧面观)

(一) 上颌体

　　上颌体可分为前、后、上、内四面,中央有上颌窦。

　　1. 前面(脸面)　上至眶下缘,下至牙槽突,内界至鼻切迹,后界为颧突及颧牙槽嵴。在眶下缘中点下方约 0.5cm 处有一眶下孔,孔内有眶下神经、血管通过。在眶下孔下方的骨面上有一较深的窝,称为尖牙窝,此窝一般位于前磨牙根尖上方的位置。

　　2. 后面(颞下面)　在上颌体的后面与前面外侧移行处有一重要标志——颧牙槽嵴,从面部或口腔前庭可触及。后面的下部有比较粗糙的圆形隆起,称为上颌结节,是翼内肌浅头的起点。上颌结节为全口义齿后界的重要参考标志。

3. 上面（眶面） 构成眶下壁的大部分。其后份中部有眶下沟,向前、内、下通眶下管,该管以眶下孔开口于上颌体的前面。眶下孔是面部重要的参考点,参与构成眶耳平面。

4. 内面（鼻面） 参与鼻腔外侧壁的构成,内面后上方有三角形的上颌窦裂孔通向鼻腔。

（二）上颌突

上颌突包括额突、颧突、腭突和牙槽突。

1. 额突 位于上颌体的内上方,为一坚韧的骨突,其上、前、后缘分别与额骨、鼻骨、泪骨相连接。

2. 颧突 向外上与颧骨相连,向下至上颌第一磨牙处形成颧牙槽嵴。

3. 腭突 为一水平骨板,在上颌体与牙槽突的移行处伸向内侧,与对侧腭突在中线处相连形成腭中缝,此处不仅是义齿基托修复的缓冲区,也是排牙时的参考中线。腭突构成口腔顶部和鼻腔底部的大部分,同时也构成硬腭的前3/4。腭突下面在上颌中切牙的腭侧、腭中缝与两侧尖牙连线的交点上有切牙孔,也称腭前孔（图 1-10）,表面覆盖的软组织突起称为切牙乳突。切牙乳突与全口义齿排牙关系密切。切牙孔向上后通入切牙管,管内有鼻腭神经、血管通过。腭突后缘呈锯齿状与腭骨水平部相接。

4. 牙槽突 又称为牙槽骨,为上颌体向下方伸出的包绕牙根周围的突起部分。其前部薄,后部较厚。左右两侧的牙槽突在中线处相连,形成牙槽骨弓。牙槽突有内、外骨板,均为骨密质,内、外骨板间夹以骨松质,分布着大量小而细的骨小梁,其走行与受力方向有关。骨小梁的长轴往往与外力方向一致。

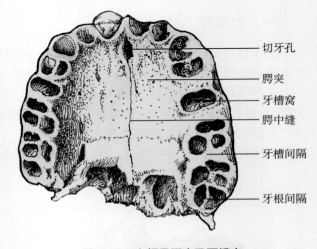

图 1-10 上颌骨腭突及牙槽突

切牙孔
腭突
牙槽窝
腭中缝
牙槽间隔
牙根间隔

牙槽突为全身骨骼系统中变化最为显著的部分,其变化反映骨组织的改建过程。当某些原因使牙齿脱落,造成牙列缺损或缺失后,或者说颌骨受力发生根本性变化时,会造成生理性刺激减少而使牙槽突不断萎缩吸收。随着牙槽突的不断吸收,上下颌骨逐渐失去原有的形状。上颌牙唇颊侧骨板吸收快而多;下颌牙舌侧骨板吸收快而多,结果使下颌骨相对变大,上颌骨相对变小,最终造成原有颌骨的形态破坏和义齿修复困难。

（三）支柱及拱门结构

咀嚼食物时,上颌骨因静止不动而被动受力。有时当咀嚼压力高达几十千克时,上颌骨仍能承受,而不发生骨折,功能决定其形态,因此在承受咀嚼压力显著的部位,骨质会明显增厚形成支柱,以利于将咀嚼压力传导至颅底。

上颌骨共形成三对支柱,均下起上颌骨的牙槽突,上达颅底（图 1-11）。

1. 尖牙支柱 主要承受尖牙区的咀嚼压力。起于上颌尖牙区的牙槽突,向上经眶内缘到达额骨。

2. 颧突支柱 主要承受第一磨牙区的咀嚼压力。起于第一磨牙区的牙槽突,沿颧牙槽嵴上行达颧骨后分为两支,一支经眶外缘至额骨;另一支向外后经颧弓达颅底。

3. 翼突支柱 又称翼上颌支柱,主要承受磨牙区的咀嚼压力,由蝶骨翼突与上颌骨牙槽突的后端连接而构成。

上述支柱之间还有横行的连接支架,如眶上弓、眶下弓、腭弓、鼻骨弓等,与拱门结构的原理类似,当受到外力作用时,可产生力的抵消,故上颌骨可承受较大的咀嚼压力。

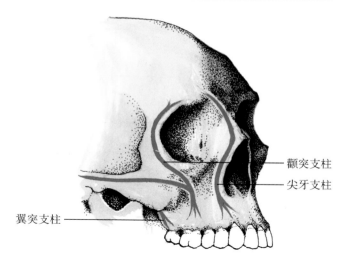

图 1-11 颌面骨支柱结构

二、下颌骨

下颌骨位于面部下 1/3,是颌面部骨中唯一能活动的骨。呈马蹄形,可分为下颌体(水平部)和下颌支(垂直部),下颌体下缘与下颌支后缘连接的转角处称为下颌角。

(一) 下颌体

下颌体位下颌骨的前部,呈弓形,其下缘称为下颌下缘,上缘为牙槽突,有内、外两面。

1. 外面(图 1-12) 在中线处可见正中联合,正中联合两旁,近下颌体下缘处,左右各有一隆起,称为颏结节。从颏结节经颏孔之下向后上延至下颌支前缘的骨性隆起称为外斜线,有肌肉附着。在外斜线上方,下颌第二前磨牙的下方或第一、第二前磨牙之间的下方,下颌体上、下缘之间的稍上方,有颏孔,孔内有颏神经、血管通过。老年人或牙列缺失者因牙槽突萎缩吸收,颏孔位置相对上移,有时甚至接近牙槽嵴顶。

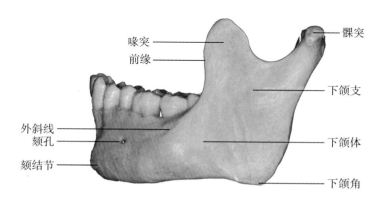

图 1-12 下颌骨(外侧面观)

2. 内面(图 1-13) 在近中线处有上、下两对突起,分别称为上颏棘和下颏棘,上颏棘为颏舌肌的起点,下颏棘为颏舌骨肌的起点。自下颏棘下方斜向后上与外斜线相应的骨嵴称

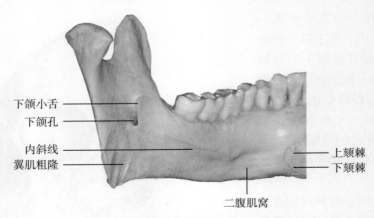

图 1-13　下颌骨(内侧面观)

为内斜线,为下颌舌骨肌的起点。内斜线的后端有翼下颌韧带附着。内斜线下方,中线两侧近下颌体下缘处有不明显的卵圆形凹陷称为二腹肌窝,是二腹肌前腹的起点。

3. 牙槽突　下颌骨牙槽突内、外骨板骨密质较厚,下颌磨牙区舌侧骨板较颊侧骨板薄,因下颌第一、第二磨牙的颊侧有外斜线使其骨质增厚,这也与磨碎食物时下颌磨牙所受咬合力的方向有关。

(二)下颌支

下颌支又称下颌升支,左右成对,为近乎垂直的长方形骨板。

下颌支的上缘有两个突起,前者称为喙突(肌突、冠状突);后者称为髁突(髁状突、关节突)。喙突内外分别有颞肌和咬肌附着,髁突参与构成颞下颌关节(详见本章第四节)。髁突与喙突之间为乙状切迹,有咬肌血管、神经通过。

下颌支内面中央稍偏后上方处有下颌孔,由此进入下颌管,开口于下颌体外侧面的颏孔。下颌孔的前方有一三角形的骨片称为下颌小舌,为蝶下颌韧带附着处。下颌小舌的后下方骨面比较粗糙,为翼内肌附着处,称为翼肌粗隆。肌肉力量越强大,骨面附着处越粗糙,体现了"功能决定形态"。

下颌支外面的下方骨面比较粗糙,为咬肌附着处,称为咬肌粗隆。下颌角处有茎突下颌韧带附着。

(三)牙力轨道和肌力轨道

下颌骨表层为骨密质,内部为骨松质。其表面有多组强大的咀嚼肌附着,咀嚼食物时,既要承受来自牙根传导的咀嚼压力,又要承受肌肉收缩产生的压力,为了将所受外力尽快传导至颅底,骨松质在一定部位按一定的规律排列成轨道样结构(图 1-14),即功能决定形态。如在下颌骨牙槽窝底部周围,骨松质包绕该处并斜向后上,通过下颌支到达髁突,被称为牙力轨道,咀嚼力通过这一轨道传至颅底。下颌体前部,两侧骨小

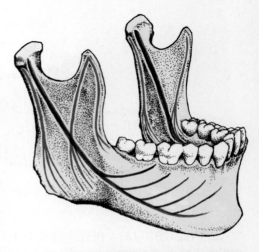

图 1-14　下颌骨的牙力轨道和肌力轨道

梁彼此交错排列,几乎呈直角,从一侧牙槽突斜向对侧下颌骨下缘,以增强抗力。下颌骨上附着的咀嚼肌收缩产生的力直接作用于下颌骨,逐渐形成肌力轨道。此轨道一部分沿下颌角自前下斜向后上,另一部分从喙突向下到下颌体。

三、其他相关骨

(一) 颧骨

颧骨外形近似菱形,左右各一,参与构成颧弓,对构成面部外形起到支撑作用。颧骨的结构为一体三突,其中额蝶突向下,邻接额骨颧突和蝶骨大翼;上颌突向内下方,与上颌骨的颧突相连;颞突向后,与颞骨颧突相接构成颧弓。颧骨的上颌突及颧弓为咬肌的起点(图 1-15)。

(二) 腭骨

腭骨为 L 形骨板,左右成对,位于鼻腔后部,上颌骨与蝶骨翼突之间。腭骨外形分为水平与垂直两部分,并有三个突起。水平部构成鼻腔底的后部、硬腭的后 1/4,其外侧缘与上颌骨牙槽突共同构成腭大孔。水平部与垂直部的连接处为锥突,是翼内肌的起始处(图 1-16)。

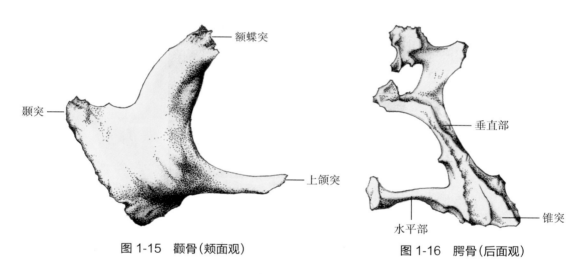

图 1-15 颧骨(颊面观)　　　　图 1-16 腭骨(后面观)

(三) 蝶骨

蝶骨外形似蝴蝶,位于颅底中部。蝶骨的结构包括:中央的体部、一对小翼、一对大翼及两个翼突。与口腔工艺技术专业有关的结构主要是大翼和翼突(图 1-17)。

蝶骨大翼由蝶骨体的两侧伸向外上方,由大脑面、颞面、颞下面及眶面构成。颞面构成颞窝的一部分,其下界为颞下嵴。颞下面位于颞下嵴的内侧。颞下面和颞下嵴均为翼外肌上头的起点。颞下面的后部有突向下方的蝶骨角棘,为蝶下颌韧带的附着处。

翼突为一对从蝶骨体与大翼连接处伸向下方的突起,由外板和内板构成。内、外板之间的窝称为翼突窝,为翼内肌的起始处。翼外板的外侧面为翼外肌下头的起始处。

(四) 颞骨

颞骨左右成对,介于蝶骨、顶骨与枕骨之间,分为颞鳞、乳突、岩部和鼓板四部分(图 1-18)。颞鳞构成颞骨前上方,似鳞片状薄骨板。其外面主要参与构成颞窝。颧突前根起始处形成一短半圆柱状的突起,称为关节结节。关节结节后方、鼓部前方为关节窝,为颞下颌

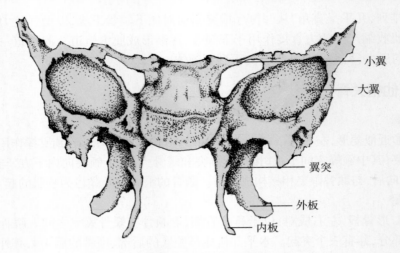

小翼

大翼

翼突

外板

内板

图 1-17　蝶骨(后面观)

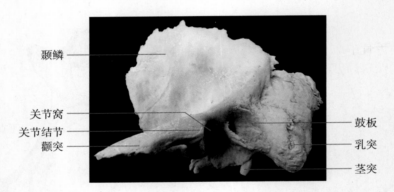

颞鳞

关节窝
关节结节
颧突

鼓板
乳突
茎突

图 1-18　颞骨(外侧面观)

关节的组成部分(详见本章第四节)。颞鳞下部向前方突出形成颧突,与颧骨的颞突相接构成颧弓。乳突位于颞骨后份,尖朝下,为胸锁乳突肌的附着处。乳突内侧有一深沟为乳突切迹,是二腹肌后腹的起始处(图 1-19)。鼓板为一弯曲骨板,参与构成外耳道及外耳门。鼓板后内侧有细长的骨性突起伸向前下方,称为茎突。茎突为茎突咽肌、茎突舌骨肌、茎突舌肌、茎突舌骨韧带及茎突下颌韧带的起始处。

(五) 舌骨

舌骨呈 U 形,位于下颌骨后下方。中间为舌骨体,左右成对的长突起称为大角,短突起称为小角。茎突

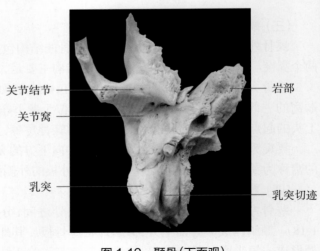

关节结节
关节窝

乳突

岩部

乳突切迹

图 1-19　颞骨(下面观)

舌骨韧带的另一端附着于小角(图 1-20)。

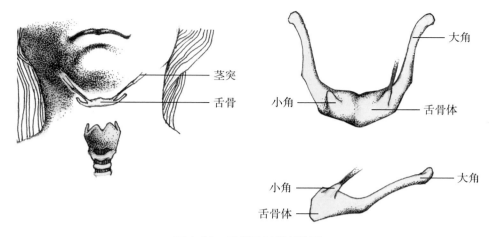

图 1-20　舌骨及其解剖位置

舌骨体为舌骨中部近似椭圆形的扁骨板,与下颌角处于同一水平。舌骨体上部有颏舌骨肌附着,下部则有下颌舌骨肌、胸骨舌骨肌和肩胛舌骨肌附着。舌骨大角为舌骨舌肌的起始处。

小结:

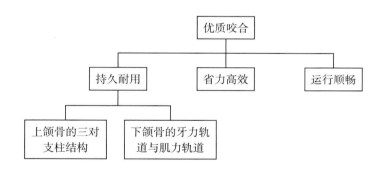

第三节　咀　嚼　肌

口颌面颈部肌包括咀嚼肌、舌骨上下肌群、表情肌、舌肌、腭肌、胸锁乳突肌等。其中和咀嚼功能关系最密切的是咀嚼肌,即颞肌、咬肌、翼内肌和翼外肌,本节重点介绍这四对肌肉。另外舌骨上下肌群也参与下颌运动,所以它们和咀嚼肌一起被称为下颌运动肌。表情肌和舌肌与全口义齿修复关系密切,因此我们也简单加以介绍。

如果肌肉与牙齿之间不协调,牙齿就不可能保持在稳定的位置。肌肉是决定牙齿空间位置的主要因素。Dawson 曾经说过:"当牙齿和肌肉发生冲突,落败的永远是牙齿"。因此,无论临床医师还是技师都有必要学习肌肉的功能特点。

知识链接

肌　肉

　　人体的运动是由运动系统实现的。骨骼构成人体的支架,关节将各部位骨骼紧密的结合在一起,而最终由肌肉收缩、舒张来完成人体的各种运动。每块肌肉都是由中间的肌腹和两端的肌腱组成。肌腹由肌纤维组成,具有收缩功能。肌腱由致密结缔组织构成,无收缩功能,但有很强的韧性和张力。肌肉借助于肌腱附着于骨组织。任何肌肉收缩时,都会通过收缩产生的力而引起肌肉附着端产生一定的运动。多数肌肉呈纺锤形,收缩时产生的力较小,但可引起幅度很大的运动;另外,还有些肌肉呈宽带状,具有多个肌头,收缩时能产生很大的力,但运动幅度较小。口颌系统中这两种肌肉都有。

　　肌肉收缩力的大小取决于肌肉的生理横截面积,该面积等于各肌纤维截面面积之和。参与收缩的肌纤维数目越多,产生的收缩力越大。咀嚼肌中力量最强大的是颞肌。肌纤维的走行方向决定了肌肉收缩时产生的力的方向。

　　肌肉多以两端分别附着于不同骨的表面。人们习惯于把肌肉靠近身体中线或在肢体近端的附着处称为起点;将肌肉远离中线或在肢体远端的附着处称为止点。肌肉的起、止点是人为确定的、不变的。

　　定点:运动时相对固定的一端。

　　动点:运动时移动的一端。

　　肌肉可以主动收缩,却不能主动伸长。需要起对抗作用的肌肉收缩是被动伸长。在工作中作用方向相反的肌肉称为拮抗肌;方向相同的肌肉称为协同肌。如开口肌群和闭口肌群是拮抗肌,而同属闭口肌群的颞肌、咬肌、翼内肌,则是协同肌。

一、下颌运动肌

　　下颌运动肌包括咀嚼肌与舌骨上、下肌群。下颌运动是由这些肌群通过协同配合而完成的,各肌群之间关系协调,才能保证下颌的正常功能运动。口腔科技师对下颌运动的理解至关重要,因此有必要对下颌运动肌加以了解。

　　咀嚼肌又称颌骨肌,因与咀嚼功能关系密切而得名。常说的咬肌、颞肌、翼内肌、翼外肌是指狭义上的咀嚼肌;广义上的咀嚼肌还包括舌骨上肌群。这些肌群左右成对、相互联动,在解剖和功能上都有密切联系,任何一组肌肉的活动都直接或间接地影响另一组肌肉的功能。颞肌、咬肌、翼内肌主要参与闭口运动,属于升颌肌(闭颌肌);舌骨上肌群主要参与开口运动,属于降颌肌(开颌肌)。升颌肌与降颌肌相互协同和拮抗,以便省力高效地完成各项功能。翼外肌的功能比较复杂,将单独解读。舌骨下肌群的共同作用是下降舌骨和喉。另外,肌肉走行的方向与颞下颌关节的运动特点相适应,以使下颌各种功能运动顺利进行。

　　(一)咀嚼肌

　　1. 颞肌　呈扇形(图 1-21),起自颞窝及颞深筋膜深面,肌纤维集中向下聚拢,穿过颧弓深面移行为肌腱,止于喙突及下颌支前缘直至第三磨牙远中,止点是动点。根据颞肌的走行方向,可将其分为前、中、后三组。前组的肌束主要是使下颌向上运动;中、后组肌束的主要功能是使下颌向后运动。两侧颞肌同时收缩使下颌做对称性运动。颞肌后组是翼外肌的拮抗肌。单侧颞肌收缩,可使下颌向收缩侧运动。颞肌位置表浅,收缩时可在体表触感到。

2. 咬肌 亦被称为嚼肌(图 1-21),呈四边形,分为浅、中、深三层。浅层部分最大,起于颧骨的上颌突和颧弓下缘前 2/3,向下后方走行,止于下颌支外侧面下后部和下颌角咬肌粗隆。中层起于颧弓前 2/3 的内侧面及后 1/3 的下缘,止于下颌支中部。深层起于颧弓深面,止于下颌支上部和喙突。咬肌的起点为定点,止点为动点,收缩方向从下后内斜向上前外。双侧咬肌同时收缩可使下颌向前上运动;单侧咬肌收缩,可使下颌向收缩侧方向运动。咬肌浅层收缩产生向前上的力与磨牙的倾斜方向一致,因此,可产生与牙体长轴方向接近的轴向力,利于牙周组织的健康及"持久耐用"。深部收缩可使下颌向上、向前,有助于将下颌从前伸拉向后上。

3. 翼内肌 位于颞下窝和下颌支的内侧面,位置较深,呈四边形,有深、浅两头(图 1-22)。深头起自翼外板内面和腭骨锥突;浅头起自腭骨锥突与上颌结节。深浅两头环抱翼外肌下头,斜向下后外,止于下颌角内面的翼肌粗隆。在下颌角的后下缘,翼内肌附着部与咬肌浅层纤维以肌腱相延续,这种结构被称为下颌吊索。由于翼内肌止点比起点靠外,因此,肌肉的收缩方向从下后外斜向上前内(图 1-23)。两侧翼内肌同时收缩可提下颌骨向上向前;单侧翼内肌收缩可使下颌骨偏向对侧。下颌吊索使翼内肌和咬肌在下颌运动中工作更协调。两侧的翼内肌和咬肌在升颌运动中属于协同肌,而在侧方运动中,翼内肌与同侧的咬肌属于

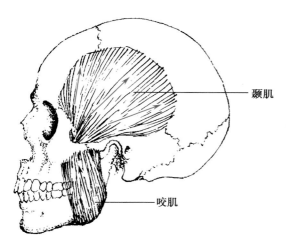

图 1-21 咬肌与颞肌(箭头示肌肉收缩方向)

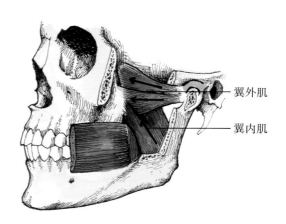

图 1-22 翼外肌与翼内肌(箭头示肌肉收缩方向)

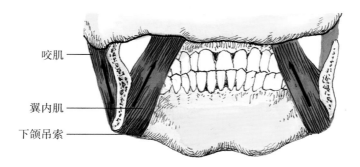

图 1-23 翼内肌和咬肌冠状面后视图(箭头示肌肉收缩方向)

拮抗肌,与对侧的咬肌属于协同肌。

4. 翼外肌 位于颞下窝(图 1-22),由较小的上头和较大的下头两部分组成,上头起自蝶骨大翼的颞下面和颞下嵴;下头起自翼外板的外侧面。肌纤维几乎呈水平方向从前内向后外走行,上头小部分肌纤维止于颞下颌关节的关节囊前内面和关节盘前缘,上头大部分肌纤维与下头肌纤维一并止于髁突颈部的关节翼肌窝。它和颞下颌关节有直接联系。传统观点认为,上头和下头功能不同。双侧下头收缩,参与开口运动和前伸运动;双侧上头收缩,可在闭口运动和后退运动中牵拉关节盘向前,保持关节盘位置的稳定。但是,近些年的研究发现,翼外肌上头在开口运动和闭口运动中都有明显收缩,说明翼外肌上头的主要作用是维持关节盘和髁突之间相对位置的稳定。无论开口还是闭口,只要出现需要维持关节盘 - 髁突关系稳定的情况,翼外肌上头都会发生收缩。单侧翼外肌收缩,可使下颌偏向对侧。

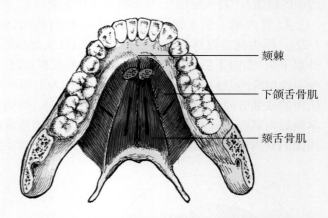

图 1-24 下颌舌骨肌和颏舌骨肌(箭头示肌肉走行方向)

(二)舌骨上肌群

舌骨上肌群位于舌骨、下颌骨与颅底之间(图 1-24~ 图 1-26)。其中参于下颌运动的有二腹肌、下颌舌骨肌和颏舌骨肌。茎突舌骨肌的主要功能是牵引舌骨向后上方,是颏舌骨肌的拮抗肌。

舌骨上肌群主要作用是:当舌骨固定时,两侧下颌舌骨肌收缩使下颌骨向下、向后,单侧下颌舌骨肌收缩使下颌偏向对侧;颏舌骨肌在舌骨相对固定时,亦可降下颌骨并参与下颌后退;二腹肌前腹收缩牵拉颏部向下、向后,参与张口运动和后退运动(舌骨上肌群的其他作用在此不做介绍)。

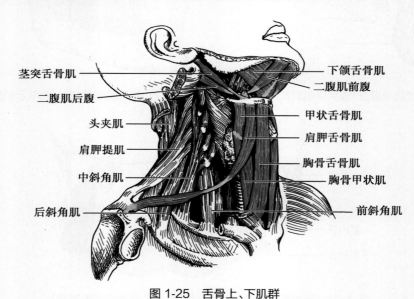

图 1-25 舌骨上、下肌群

(王美青 . 口腔解剖生理学 . 第 7 版 . 北京:人民卫生出版社,2012;图 6-17)

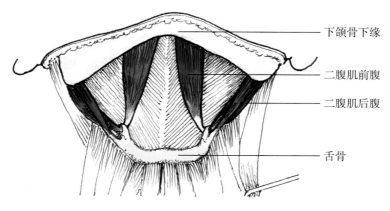

下颌骨下缘

二腹肌前腹

二腹肌后腹

舌骨

图 1-26 二腹肌

(三) 舌骨下肌群

舌骨下肌群位于舌骨下方颈正中线的两侧。包括肩胛舌骨肌、胸骨舌骨肌、胸骨甲状肌及甲状舌骨肌(图 1-25)。该组肌群的共同作用是下降舌骨和喉。舌骨上、下肌群同时收缩,能固定舌骨,从而有利于附着在舌骨的诸肌活动。

二、表情肌

表情肌位置表浅,按部位可分为口、鼻、眶、耳、颅顶肌五组肌群,通常起自骨面或筋膜,止于皮下,收缩时使面部皮肤形成不同的皱纹和凹陷,以表达喜怒哀乐等多种表情。其中口周围肌群与咀嚼、吮吸、吞咽及言语等生理功能关系密切。下面重点介绍与全口义齿修复有关的口轮匝肌和颊肌。

(一) 口轮匝肌

口轮匝肌呈扁环形排列,肌纤维位于上下唇内,环绕口裂数层,其主要作用是闭唇,封闭口腔,并参与吮吸、咀嚼与发音。进食时辅助将食物送入口腔,并使上下唇贴近牙齿唇面,减小口腔前庭的空间(图 1-27,图 1-28)。

(二) 颊肌

颊肌位于颊部,呈四边形,位于大部分口周围肌群的深面。起自上、下颌骨第三磨牙根

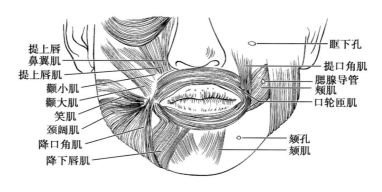

提上唇鼻翼肌
提上唇肌
颧小肌
颧大肌
笑肌
颈阔肌
降口角肌
降下唇肌

眶下孔
提口角肌
腮腺导管
颊肌
口轮匝肌

颏孔
颏肌

图 1-27 口轮匝肌、颊肌(正面观)

(王美青. 口腔解剖生理学. 第 7 版. 北京:人民卫生出版社,2012;图 6-2)

19

尖牙槽突的外面和翼下颌韧带,肌纤维向口角汇集,止于口角、上下唇和颊部的皮下。颊肌纤维向前交叉参与口轮匝肌的组成,但最上方和最下方的肌纤维无交叉。颊肌的主要作用是牵拉口角向后,使颊部更贴近上下牙列。进食时,与口轮匝肌、舌肌协同作用将食物送至上下牙列之间(图1-27,图1-28)。

对全口义齿而言,颊肌与口轮匝肌的收缩有利于义齿的稳定和边缘封闭。

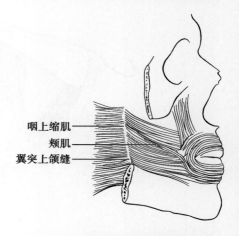

咽上缩肌——
颊肌——
翼突上颌缝——

图1-28 口轮匝肌、颊肌(侧面观)
(王美青. 口腔解剖生理学. 第7版. 北京:人民卫生出版社,2012;图6-3)

三、其他相关肌

(一) 舌肌

舌肌构成舌的主体,分为舌内肌和舌外肌两部分。舌内肌的起止点均在舌内,收缩时可改变舌的形态。舌外肌起于舌骨、下颌骨、茎突、软腭而止于舌,收缩时可改变舌的位置。舌内外肌共同作用使舌的运动复杂而灵活,参与咀嚼搅拌食物、语言、吮吸、吞咽等功能。

口轮匝肌、颊肌与舌肌形成内外平衡的力量,有利于天然牙弓形状的保持。对全口义齿修复而言,人工牙应排列在肌力平衡的区域,有利于义齿的稳固。

(二) 颈阔肌

颈阔肌位于颈部前外侧的皮下,是一菲薄宽阔的长方形肌,属于皮肌。可协助降下颌,牵引口角和下唇向下。

(三) 胸锁乳突肌

胸锁乳突肌位于颈部两侧皮下,颈阔肌的深面,为一粗壮有力的肌肉。主要作用是维持头部端正的姿势。一侧收缩,使头向同侧倾斜,面部向对侧扭转上仰;两侧同时收缩,使头部后仰。

小结:

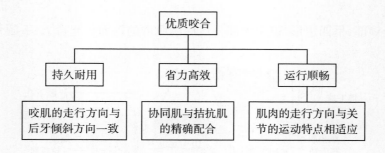

优质咬合

持久耐用 | 省力高效 | 运行顺畅

咬肌的走行方向与后牙倾斜方向一致 | 协同肌与拮抗肌的精确配合 | 肌肉的走行方向与关节的运动特点相适应

第四节 颞下颌关节

颞下颌关节是人体中最复杂的关节之一,它既稳定又灵活,参与咀嚼、吞咽、言语及部分表情等下颌功能活动。咀嚼食物时,颞下颌关节需承受来自升颌肌收缩所产生的负荷。因此,颞下颌关节的主要功能是承载咬合时咀嚼肌的收缩力,支持灵活多变的下颌运动。本节重点在于解读颞下颌关节各部分结构的形态特点,以及功能与形态之间的关系。

颞下颌关节由颞骨关节面、髁突、关节盘、关节囊和关节韧带组成(图1-29)。

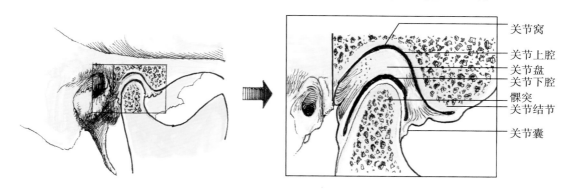

图 1-29　颞下颌关节的组成

一、颞骨关节面

颞骨关节面分为两部分,前方突起的部分为关节结节,后方凹陷的部分为关节窝(图1-30)。

(一)关节窝

关节窝位于颞骨鳞部下表面,大致呈三角形,底在前,为关节结节嵴,外边为颧弓的后续部分,内后边为岩鳞裂、鼓鳞裂。关节窝顶与颅中窝相邻,其间骨板很薄,中央最薄处仅约1.2mm厚,因此无法成为负重区。与髁突内极对应处,骨质明显增厚(图1-31)。这是为了对抗升颌肌群向上拉及翼内肌向内拉髁突的力量。关节窝骨质厚薄的不同也体现了"功能决定形态"的法则。人体端坐时,关节窝前缘低于后缘,外缘低于内缘。关节窝比髁突大,这使髁突无论向前或侧方运动时都非常灵活,能在较大的窝内做回旋运动。这种回旋运动对后牙磨碎食物有重要意义。如果骨性凹部和髁突紧密相扣,则下颌的咀嚼运动就不可能完成。

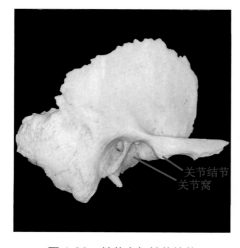

图 1-30　关节窝与关节结节

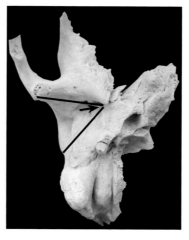

图 1-31　关节窝呈三角形,箭头处与髁突内极对应

21

岩鳞裂及鼓鳞裂的后方有一个凹陷,与前方关节窝合称为下颌窝。下颌窝后部有大量软组织,这为髁突的后移位在解剖学上提供了可能性。

(二) 关节结节

关节结节位于颞骨颧突根部,由一骨嵴将其分为前斜面和后斜面(关节窝的前壁)。前斜面的斜度比较小,便于髁突在最大开口时,可越过关节结节的嵴顶再向前滑行。髁突的前斜面沿着关节结节的后斜面向前下方滑行。如果关节结节前斜面斜度大,则可能使下颌开口或闭口时髁突后退发生障碍。关节结节后斜面是关节的负重区,表面的软骨层较厚。颞下颌关节的负重区不在髁突顶部的横嵴与关节窝顶部,而在髁突的前斜面和关节结节的后斜面处,两者构成一对负重区。负重区表面覆盖的软骨层,既无血管,也无神经,这种结构使得关节可以负重而不会产生任何不适感。刚出生时关节结节是平的,这是由于婴儿时期下颌的吮吸动作只是单纯的前、后滑动运动。随着牙的萌出和咀嚼功能的不断完善,关节结节高度逐渐增加。开口时,髁突沿关节结节滑动,髁突的向下移动程度取决于关节结节的高度。关节结节的发育约在 12 岁才基本完成。

关节结节后斜面与𬌗平面的夹角称为结节后斜面斜度。它是个性化的,因人而异。有些人群斜面斜度较大,有些人群斜面斜度则较为平缓(图 1-32)。斜面斜度可影响髁突运动的轨迹,与前伸髁道斜度相关。

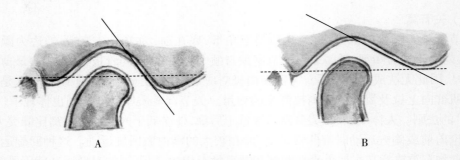

图 1-32 个性化的结节后斜面
A.斜面斜度较大;B.斜面斜度较平缓

二、髁突

(一) 髁突的一般形态特征

髁突是颞下颌关节的关节头,由头和颈两部分构成(图 1-33,图 1-34)。头略成椭圆形,它的内外径较长,约为 15~30mm,前后径较短,约为 8~10mm。髁突内、外两侧各有一突起,分别称为内极和外极。内极较外极略突。内外极连线称为髁突长轴。两侧髁突的长轴彼此并不平行,而是内极稍偏向背侧,垂直于下颌体。两侧髁突长轴延长线大多相交于枕骨大孔前缘呈 145°~160° 角。这使下颌做侧方运动时不易发生侧方脱位,起到稳定作用。在颈部上前方有一个小凹陷称为关节翼肌窝,它是翼外肌下头的附着点。在髁突顶有一内外向走行的骨性隆起,称为横嵴,它将髁突分为前斜面和后斜面。前斜面(主功能面)窄而长,是关节的主要负重区。如果义齿修复不良,会导致该区域关节病的发生。后斜面呈圆三角形,又分成内、外斜面,内斜面与侧方运动的非工作侧有关,外斜面与侧方运动的工作侧有关。

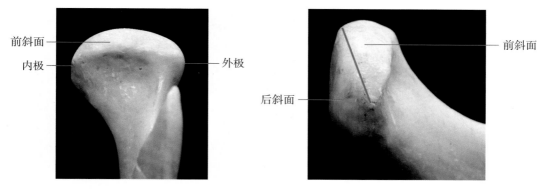

图 1-33　冠状面观察髁突

图 1-34　矢状面观察髁突(红线处为横嵴)

(二) 髁突形态的个性化

对于不同的个体而言,髁突的大小、形状、方向有很大变异,是个性化的(图 1-35,图 1-36)。髁突的形态、方向影响髁突的运动轨迹,进而影响下颌牙列的运动轨迹。

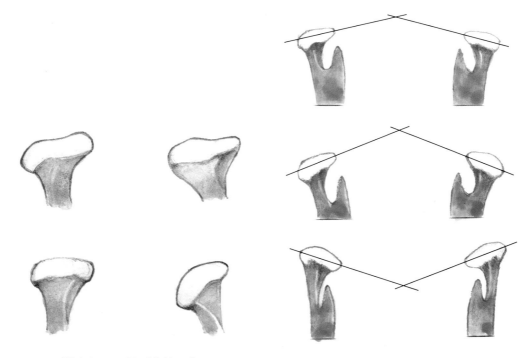

图 1-35　不同形态的髁突

图 1-36　髁突长轴方向不同

由于髁突的不对称性和髁突长轴方向的不同,内极是唯一允许髁突沿转动轴转动的支点(图 1-37)。为了使髁突内极成为转动支点,关节窝的形状必须与之匹配,呈三角形。与内极对应处的骨质增厚,使其具备强大的止动功能(图 1-31)。

三、关节盘

关节盘具有吸收震荡、缓冲关节内压力的作用。颞下颌关节盘略呈椭圆形,它介于颞骨关节面与髁突之间,内外径长于前后径,中间薄而周缘厚,中间呈现凹状。由于髁突与颞骨关节面的形态、大小都有较大的差异,关节盘具有较好的形态可塑性,它位于髁突和颞骨关节面之间,可调节两者之间大小、形态的不均衡,从而保证关节功能运动的稳定性。

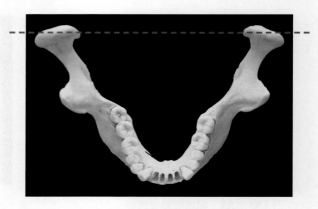

图 1-37　髁突内极连线形成转动轴

(一) 关节盘的分区

关节盘在矢状面从前向后分为三个部分:前带、中带、后带(图1-38)。

前带位于关节盘的最前面,厚度约2mm。中带是关节盘最薄的地方,只有1mm,位于关节结节后斜面和髁突的前斜面之间。中带没有血管神经分布,可以承受摩擦力和剪切力,为关节盘的主要功能负重区。后带是关节盘最厚处,大

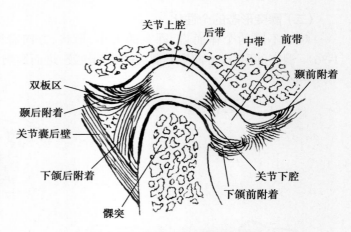

图 1-38　关节盘矢状断面示意图

约3mm,位于髁突和关节窝顶间。后带的后缘位于髁突横嵴的上方。关节盘后带的后缘移位于髁突横嵴的前方即为关节盘前移位,在开口运动初期,会发生弹响症。

从冠状面观察,关节盘呈凹向下的C形,内侧较厚,外侧较薄。

(二) 关节盘周围的附着

关节盘四周均与关节面周围的骨组织有附着关系,在矢状方向结构较为疏松,称为附着;在冠状方向者较为致密,称为韧带。

1. 关节盘附着　前带的部分纤维向前附着于关节结节前斜面的前缘,称为颞前附着,它把关节盘和关节结节连成一体;部分纤维向下附着于髁突前斜面的前端,称为下颌前附着,它把关节盘和髁突连在一起;另有部分纤维与翼外肌的上头肌腱、关节囊融合,称为翼外肌上头肌腱附着。三者也可合称为前伸部。

后带后方的区域是双板区。双板区的上板附着于关节窝后缘的鼓鳞裂、岩鳞裂(颞后附着),下板附着于髁突后斜面(下颌后附着),这两个附着的作用是牵拉关节盘向后,防止关节盘过度地前移位。两板之间为疏松结缔组织,富含神经、血管、淋巴,是关节营养、润滑的重要区域,同时也是关节盘穿孔的好发部位。该处神经受到刺激,可产生关节区疼痛。重度磨耗、紧咬牙可引起髁突后移位,压迫双板区。

2. 关节盘内、外侧韧带　关节盘内、外侧韧带(盘侧韧带)将关节盘的内、外缘与髁突的内、外极紧密连接在一起,形成一个功能整体,即盘 - 髁复合体。由于内、外侧韧带比较致密,髁突在关节盘下的运动以转动为主,而内、外侧运动受到严格限制。

四、关节囊

(一) 关节囊

关节囊是由韧性较强的纤维结缔组织构成,呈袖套状,外层为纤维层,内侧是滑膜层。滑膜层可分泌滑液,具有营养、润滑,减少摩擦的作用。关节囊上起自关节窝周围,下止于髁突颈周围。关节囊外侧被颞下颌韧带所加强。关节囊的特点是松而薄。它是人体中唯一没有外力便可以脱位,而脱位时关节囊并不撕裂的关节。

(二) 关节腔

关节盘与周缘的关节囊相连,将关节腔分为不相通的上、下两部分。上面的称为上腔,下面的称为下腔。上腔大而松,允许关节盘和髁突做滑动运动,称为滑动关节,即由关节盘上表面和颞骨关节面之间构成的关节(盘 - 颞关节)。下腔小而紧,髁突只能在下腔做转动运动,称为铰链关节,即关节盘下表面和髁突之间构成的关节(盘 - 髁关节)。关节腔内有滑液(图 1-38)。

五、关节囊外韧带

颞下颌关节主要的囊外韧带每侧各有三条,即颞下颌韧带、茎突下颌韧带和蝶下颌韧带(图 1-39)。主要功能是悬吊下颌,将下颌运动限制在正常范围内。

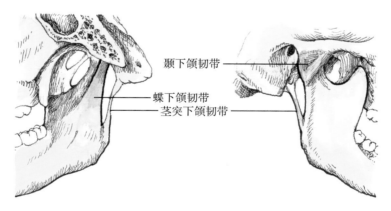

图 1-39　颞下颌关节囊外韧带(左为内侧观,右为外侧观)

(一) 颞下颌韧带

颞下颌韧带位于关节囊的外侧,因此也称外侧韧带,分浅、深两层,均起于关节结节的外侧面。浅层较宽,向下后呈扇形集中止于髁突颈部的外侧;深层较窄,水平向后止于髁突外极和关节盘的后部(图 1-40)。功能是防止髁突向外侧方脱位,韧带的方向只允许髁突向前滑动,而限制其过度向下、向后运动。大开口时呈松弛状态。

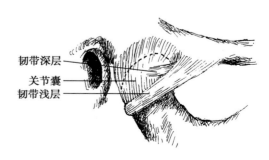

图 1-40　颞下颌韧带与关节囊

(二) 蝶下颌韧带

蝶下颌韧带位于关节内侧,又称内侧韧带,起于蝶骨角棘,止于下颌小舌和下颌孔下缘。功能是悬吊下颌,防止张口过大。当大开口,髁突向前滑动时,颞下颌韧带松弛,下颌主要由蝶下颌韧带悬吊。这时下颌的转动轴心在下颌小舌附近,故此韧带能保护进入下颌孔的血管和神经。

(三) 茎突下颌韧带

茎突下颌韧带又称后韧带,起于茎突,止于下颌角和下颌支后缘。张口时该韧带松弛;下颌前伸时,此韧带被牵拉,可限制下颌过度前伸。

颞下颌关节属于联动关节,左右各一,是一个极为复杂的关节系统。双侧联动构成一功能单位,做开闭口运动、前后运动和侧方运动等各种运动,以共同完成咀嚼、吞咽、言语、表情等功能。

小结:

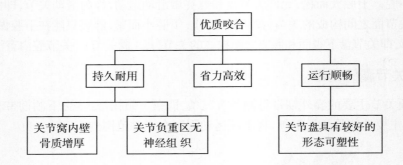

第五节　口颌系统功能的神经控制

和人体其他器官一样,口颌系统各元素通过一个复杂的神经控制系统相互连接成一个功能整体,并且在神经系统的控制下协调而高效地完成其生理功能。

神经系统对咀嚼器官的控制具有随意和反射双重机制。随意控制使口颌系统通过学习和训练,掌握高度复杂与精细的技能,如语言、歌唱等;反射控制可在意外情况下作出迅速反应。比如当人们吃米饭时咬到小石子的一瞬间,嘴巴会立即张开,以防这种硬的东西对牙齿及牙周组织造成伤害,这一现象就是神经系统对咀嚼器官的自动控制过程。

带有循环重复性质的咀嚼运动可在低位神经中枢形成特定的模式,从而不需要高级中枢意识的参与而自动进行,成年人在进食普通食物时多处于这种状态,尽管咀嚼运动在下意识状态下自动进行,仍然受到位于牙周膜、颞下颌关节、黏膜、肌肉等部位各种感受器的"监视",当传入信号达到一定强度时,可通过低位神经反射进行调整,有些可上升到意识水平,引发更为精细复杂的调控机制。

优质咬合理论特别关注神经系统对下颌运动及颌位调整的控制过程,该过程可由咬合接触的变化而引发。口腔技师可通过精细的𬌗面成形最大限度地发挥修复体的咀嚼功能,并避免由于不良咬合接触而造成的创伤。

一、口颌系统的神经解剖学基础

（一）与口颌系统功能有关的中枢神经系统结构

现有的研究表明，中枢神经系统的最高级中枢是大脑皮质，由皮质向下为丘脑和基底核、小脑、网状结构、中脑、脑桥、延髓和脊髓（图1-41）。

1. 大脑皮质　人类的大脑皮质依中央沟划分为司感觉的中央后回和司运动的中央前回。当中央后回接收到神经信号或各种刺激时即可形成有意识的感觉，而随意支配的下颌运动则是由中央前回发出指令。所以，中央前回可以看作是口颌系统神经控制的最高中枢（图1-42）。

2. 脑干　脑干是中脑、脑桥和延髓三部分的总称。脑干的运动和感觉神经核在口颌系统的控制中起着关键作用。

与口颌系统功能密切相关的脑神经，如三叉神经、面神经、舌咽神经、舌下神经等脑神经核团均位于这一区域中（图1-43）。对咬合而言，三叉神经与面神经至关重要。

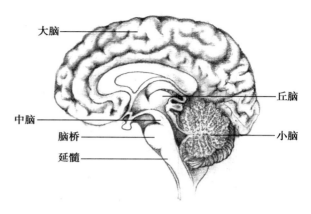

图1-41　中枢神经系统控制口颌系统功能的有关区域（大脑矢状断面）

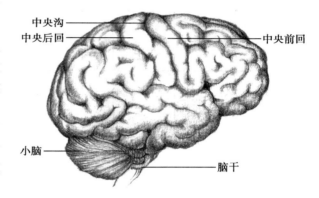

图1-42　大脑半球外侧面

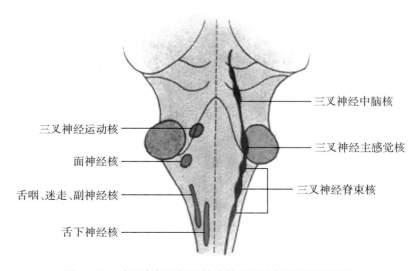

图1-43　脑干中与口颌系统功能关系密切的脑神经核团

（1）三叉神经核：12 对脑神经中最大的三叉神经在口颌系统功能中发挥着最主要的作用。

三叉神经中既有传入的感觉纤维，也有传出的运动纤维。传入的感觉纤维中，一类是分布区域内的皮肤黏膜触觉、温度觉等感觉传入，向上传导至三叉神经主感觉核及脊束核；另一类是来自咀嚼肌和牙周膜的本体感觉，传导至三叉神经中脑核（图 1-44）。

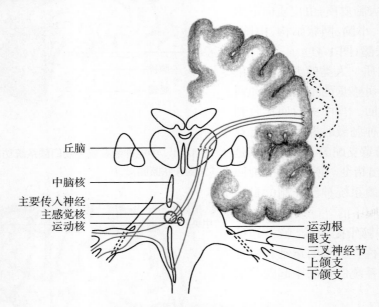

丘脑
中脑核
主要传入神经
主感觉核
运动核
运动根
眼支
三叉神经节
上颌支
下颌支

图 1-44 三叉神经感觉传导通道

三叉神经传出的运动纤维发自三叉神经运动核，位于主感觉核内侧，其纤维加入下颌支，支配下颌运动肌（图 1-45）。

（2）面神经核：面神经核位于脑桥下部，其发出纤维支配全部表情肌、二腹肌后腹及茎突舌骨肌。面神经中还有躯体感觉和味觉纤维成分。

（二）口颌系统中的神经末梢感受器

口颌系统中的感受器，能将内、外环境中的物理变化、化学变化转化为神经冲动，再通过神经纤维将信号传导至中枢，形成各种感觉。

1. 牙周膜中的感受器 牙周膜中的感觉神经末梢形态多样，走行各异。当牙齿受力时，牙周膜本体感觉器的反应有快慢两种适应模式：很快就能对刺激产生适应，从而减少或停止向

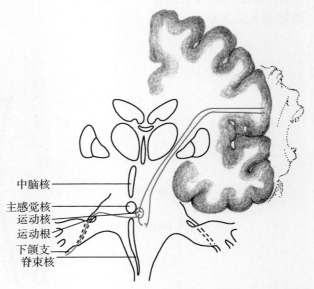

中脑核
主感觉核
运动核
运动根
下颌支
脊束核

图 1-45 三叉神经运动传导通道

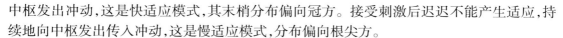

中枢发出冲动,这是快适应模式,其末梢分布偏向冠方。接受刺激后迟迟不能产生适应,持续地向中枢发出传入冲动,这是慢适应模式,分布偏向根尖方。

牙周膜感受器还能感受牙齿受力的部位和方向,另外,牙周膜感受器对温度变化也能产生一定的反应。

2. 牙髓中的感受器 牙髓神经从根尖孔进入髓腔。当牙齿受到温度、化学、机械或电流等刺激且达到伤害性强度时,感觉传入信号上传至丘脑,然后投射至大脑皮质形成痛觉。

3. 咀嚼肌中的感受器

(1) 游离的神经末梢,分布最广,主要感知各种伤害性刺激。

(2) 肌梭是一种梭状有包囊的感受器,属于感知肌长度、收缩速度和加速度的本体感受器。已知肌梭在咀嚼肌分布并不均衡,咬肌深层和颞肌前部的肌梭在下颌位置的维持和调节中起主要作用。

此外,还有位于肌肉与肌腱连接处的高尔基复合体及散在分布于皮下肌腱处的环层小体,分别起监视肌张力变化的作用和对突发的导致组织变形的机械刺激起反应。

4. 颞下颌关节中的感受器 由游离神经末梢等数种位于关节囊、关节韧带、脂肪垫和滑膜中的感受器组成,分别感知关节的过度运动、疼痛、位置变化和压力变化。

5. 皮肤黏膜中的感受器 口腔的皮肤、黏膜中亦有多种感受器,除一般的神经末梢外,还有接受压力刺激、接受温度觉的,以及接受味觉等化学变化的味蕾等,它们分别将各种刺激转化为神经冲动,传入中枢,参与口颌系统功能的控制和调节。

(三) 口颌系统的感觉形成与传递

上述的各种感受器其实都是换能器,它们能将各种形式的物理、化学刺激转化为细胞膜电位的变化,即神经冲动。

感受器产生的冲动向中枢的传递,是通过多个突触的电位——化学递质——电位的转换,相当于通过多个神经元之间的"接力"来完成。传递至大脑皮质即形成感觉意识。也有一些冲动在低位中枢即可通过突触联系引起运动神经元的兴奋。

(四) 神经肌肉系统和运动单位

效应器是运动神经元向外周组织器官发出的,支配肌肉、血管、腺体活动的末梢,在殆学领域,主要关注的是神经对骨骼肌的作用,称之为神经肌肉系统。

每个运动神经元发出的神经纤维进入所支配的肌肉后,反复分支,最后,每个小分支可支配一条肌纤维。运动神经纤维在骨骼肌纤维的终止处称为运动终板,一个运动神经元所支配的肌纤维是同步收缩的,它是肌肉最基本的功能单位,称为运动单位。在颌面部,一个运动单位包括 600~1000 条肌纤维,其运动神经元位于三叉神经运动核内。

二、口颌系统功能的神经控制

(一) 口颌系统功能的反射控制

1. 反射弧 神经系统反射活动的结构基础是反射弧。一个完整的反射弧由感受器、传入通路、中枢神经系统的有关区域和核团、传出通路、效应器五个环节组成。

感受器受到某种刺激而产生兴奋,以神经冲动的形式通过传入通路传向神经中枢,在中枢内被分析整合,引起中枢特定部位兴奋,该兴奋又以神经冲动的形式通过传出通路达到效应器,使之产生相应的功能运动。

已知有的反射弧有大脑皮质参与,它可使运动更加精细、复杂。而有的反射弧中枢环节处于中脑等较低层次,突触环节涉及较少,所以反应速度快,但动作较粗糙。

最简单的反射弧仅由一种感觉神经元和一种运动神经元构成,牙周膜反射就是其中一种。

2. 口颌系统中的反射活动

(1) 牵张反射:有两种类型,一种是快速牵拉肌腱时发生,称为腱反射。在口颌系统中,当下颌处于姿势位时,向下叩击颏部或下切牙,闭口肌群受到突然牵拉,传出冲动导致闭口肌一过性收缩,上下牙列发生一次非自主性的叩齿。

另一种是由持续缓慢牵拉肌腱引起的肌紧张。悬吊的下颌因重力下垂,导致闭口肌被拉伸,肌梭兴奋传入中枢后,发出的冲动使支配的肌肉产生适当程度的收缩,使闭口肌维持一定的长度,从而使颌位关系得以保持和稳定。不仅是下颌,整个头颈部姿势也通过这一机制而维持。

下颌的这种牵张反射相当敏感。肌肉被拉伸超过原长度的 0.8% 即能诱发,这意味着肌肉受持续拉伸时会保持相应水平的收缩,如果修复体的咬合关系设计、制作有误,导致口颌系统肌腱的张力失衡,肌肉则易于疲劳,并有可能出现僵硬、痉挛等一系列病理变化,也有可能导致颅颌头颈的姿势异常。

(2) 逆转牵张反射:当肌肉收缩至肌长度不再变化时,收缩会受到抑制以至完全停止。因其与前述牵张反射相反,有利于肌肉的自然放松,故称逆转牵张反射。当下颌闭合至牙尖交错位时,闭口肌长度不再改变,由此开始的逆转牵张反射即抑制闭口肌活动,这不仅有助于减小𬌗力,而且为下一次开口运动做好准备。

该反射可因牙列重度磨耗或缺失而受影响,合理精准的义齿修复或𬌗垫治疗则有利于这一生理性反射活动的恢复。

(3) 开颌反射:口颌系统受到伤害性刺激,如在进食时咬到沙石或黏膜受到刺、灼而疼痛的情况下,下颌都会反射性地张开,这属于自身保护机制。与牵张反射相比,开颌反射涉及的感受器和效应肌群更多。

(4) 牙周膜反射:当牙齿受𬌗力的位置和方向不同时(轴向受力或非轴向受力),牙周膜中的本体感受器产生的刺激就不同,因而会有不同类型的肌肉应答模式。这种反射的生理意义在于,低位中枢可根据食物性质,或随着咀嚼过程中食物硬度和性状的变化,通过肌肉应答模式的相应改变来调节牙齿承受的咀嚼压力。

(5) 卸载反射:硬而脆的食物被用力咬碎的瞬间,闭口肌的阻力突然消失,闭口肌收缩力会急剧减弱而开口肌群活动迅速增强,使已咬穿食物的上下牙列不致因过大咬合力而造成创伤,该反射反应极为迅速,也属于一种保护性反射。

(6) 腭黏膜压迫反射:研究发现,对腭黏膜施加压力,闭口肌活动可受到抑制。

以上反射弧可以看作是口颌系统功能控制的基本单元。以咀嚼运动为例,开口时牵张反射的作用逐渐增强,闭口肌运动神经无兴奋,为闭口做好准备。闭口时施加于牙周组织及腭黏膜上的压力又使闭口肌转为抑制,使闭口末的𬌗接触避免受到过大𬌗力的冲击。保护性反射能使机体在最短时间内做出反应,避免或减少伤害。

(二)口颌系统功能的随意性和节律性控制

1. 随意性神经控制 所谓随意性运动是指没有反射活动的参与,完全由意识支配的运动,也叫自主运动。口颌系统的咀嚼、吸吮、言语、表情等功能活动均能以随意运动的形式实现。这些运动可因功能需要而随意进行,并在相当大的范围内发生改变。

在大多数情况下,人们可以一边吃饭,一边看电视、听音乐,咀嚼运动可在无意识状态下进行。只有在特殊情况下(食物性状特殊,甚至发现有可能造成伤害的异物),意识才"接管"对咀嚼运动的控制。人们也可以在口腔内没有食物时进行咀嚼运动。临床用于诊断或记录颌位关系而要求患者做的许多下颌运动(如 ICP 咬合、前伸运动、侧方运动等),都是在意识控制之下进行的,均属随意性运动(图 1-46)。

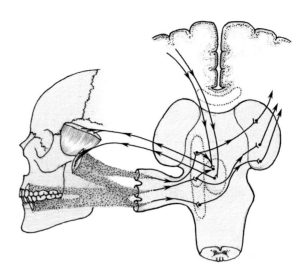

图 1-46 神经系统对口颌系统功能的多层次、多回路控制

2. 节律性神经控制 实际的咀嚼运动是在下意识状态下,按照一定模式自动进行的,这种无数次重复的动作多数情况下属于节律性神经控制。

咀嚼运动是后天获得的动作技能,与行走、游泳等运动一样,是按一定顺序形成的一套反射活动。

婴幼儿的咀嚼运动是在吮吸活动的基础上,随着口腔内感觉反馈的出现与牙齿的萌出而逐渐形成的。初期的咀嚼是笨拙、不协调的,经过多次重复,多余的不协调动作逐渐被消除,皮质的兴奋和抑制在时间和空间上更加精确,暂时性的反射达到非常巩固的程度时,咀嚼运动即达到"自动化"状态。在这种状态下,已形成的运动模式就具有某种"程序"作用,使快速、连续、重复的动作在没有意识支配的情况下自动完成。

在咀嚼运动型的形成过程中,牙周膜、咀嚼肌、颞下颌关节等处的本体感受器,黏膜的触压、冷热等一般感觉的传入都起着重要作用。由此在特定的个体形成特定的咀嚼运动型。

在多源的本体感觉传入中,由殆接触经牙周组织的途径占有优势地位;特定的殆接触形成特定的控制程序,这正是利用调殆来改进口颌系统功能的理论基础。

综上所述,口颌系统的神经控制具有随意的、反射的、模式化的多重机制,感觉传入的多源使中枢的反射复杂多变,高位中枢的介入更加使口颌系统的活动受到情绪、心理等因素的影响而增加了不确定性。因此,在有关咬合的诊断分析、模拟、转移、调整、重建中应充分考虑咀嚼神经控制的特征,综合分析,尽可能使患者达到优质咬合,防止由殆紊乱造成口颌系统其他元素的创伤。

(贺志芳)

第二章 牙列——殆的主体功能结构

牙齿按照一定的顺序、方向和位置紧密排列成弓形,称为牙列或牙弓。上颌称为上牙列(上牙弓),下颌称为下牙列(下牙弓)。

牙列虽然由牙齿排列而成,但离不开牙周及颌骨的共同作用。也可以说,牙列是由牙、牙周和颌骨这三个元素共同构成的功能单位。解读牙列形态与功能之间的关系,实际上是对口颌系统三个元素的综合解读。牙列是殆的物质基础,是殆的主体功能结构。

成人的完整牙列有 32 颗牙齿,但由于咀嚼器官退化等原因,很多人第三磨牙不能正常萌出。所以在临床研究中,完整牙列定义为 28 颗牙齿,即 4 对切牙、2 对尖牙、4 对前磨牙和 4 对磨牙。

尽管每颗牙齿都具有独特的形态,并行使特定的功能,但是,单一的牙齿无法完成咀嚼任务。上下牙排列成一定的形态,按照特定的咬合规律进行运动,才能完成咀嚼任务。

完整的牙列有其规律性的形态特征,它同样遵循"功能决定形态,形态体现功能"的法则。也就是说牙列的形态决定着它具有相应的功能。牙列作为一个功能整体,应该能在垂直方向承受咀嚼压力,并在水平方向保持牙位的稳定。垂直方向受力与牙齿的倾斜及殆触点的分布有关,应尽可能使牙齿所受殆力的方向为轴向力;水平方向主要与邻面接触区形态的正确恢复有关。下面分别从水平面、矢状面和冠状面来分析、学习牙列的形态。

第一节 水平面内牙列的形态与功能

一、牙列中的几何图形

在水平面内的牙列上可以做一些辅助线和图。这些线和图能直观地显示牙列的形态特征,并且可用于指导义齿修复。

(一) 牙列的形态、长度及宽度

正常牙列的形态整齐且规则。从殆面观,上、下牙列均呈弧形,但这两个弧形的形态不同。上颌前牙的切缘和后牙的颊尖连线形成半个椭圆,而下颌相应的连线则形成一条抛物线。也就是说,上下牙列形态不同(图 2-1,图 2-2)。

牙列虽然呈一定的弧形,但其形态在个体之间差异较大,通常与人的面型、性别有关,大致可分为尖圆形、卵圆形和方圆形三种类型(图 2-3)。

尖圆形牙列:牙列从侧切牙的近中开始明显转向后端,前牙段向前突出明显。

卵圆形牙列:牙列从侧切牙的远中开始,逐渐转向后端,前牙段较圆突。

方圆形牙列:四个切牙的切缘连线较直,牙列从尖牙的远中才开始转向后端。

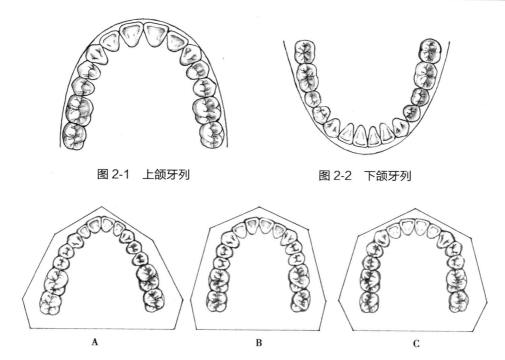

图 2-1　上颌牙列　　　　　　　图 2-2　下颌牙列

图 2-3　牙列的不同形态
A.尖圆形牙列；B.卵圆形牙列；C.方圆形牙列

除了形态，牙列的大小也有个体差异，一般用牙列的长度和宽度来表示。牙列的长度为左、右侧中切牙唇侧最突点连线与牙列左右侧最后一颗磨牙远中最突点连线之间的垂直距离；牙列宽度为左右侧同名牙同名解剖标志之间的距离。如尖牙牙尖顶间距代表牙弓前段宽度；第一前磨牙中央窝间距代表牙弓中段宽度；第一磨牙中央窝间距代表牙弓后段宽度等。据研究资料显示：我国成人上颌牙列长 50mm、宽 55mm 左右，下颌牙列长 41mm、宽 52mm 左右（图 2-4）。

图 2-4　牙列的长度和宽度

（二）殆平面

为便于研究和描述牙列中各牙齿在垂直方向上的排列情况，人们提出一个假想平面即殆平面。在不同的研究领域殆平面定义不同。

从上颌中切牙的近中切角到双侧第一磨牙的近中颊尖顶所构成的假想平面，被称为上颌殆平面，它与鼻翼耳屏线平行，基本上平分颌间距离，并与上唇缘有一定的位置关系（一般在上唇缘下 2mm 的位置）。临床做前牙的美学修复时，常以此为依据，确定前牙垂直向的位置，所以又称为修复学殆平面（图 2-5）。

在解剖学研究中，常使用下颌殆平面，即从下颌中切牙的近中邻接点到双侧最后一个磨牙远中颊尖顶所构成的假想平面，也称为解剖学殆平面（图 2-6）。该平面向前延伸至闭唇线，向后切于磨牙后三角的半高处。在均值殆架的切导针及侧柱上有标示，以此为基准来安装

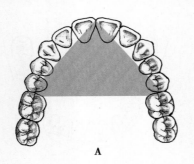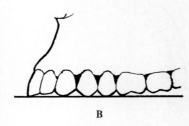

图 2-5　修复学殆平面
A. 殆面观；B. 颊面观

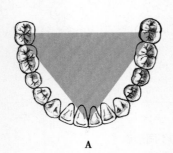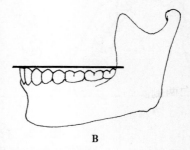

图 2-6　解剖学殆平面
A. 殆面观；B. 颊面观

下颌模型。

（三）Bonwill 三角形

1887 年，Bonwill 在研究颌骨和牙弓的相互关系中，提出了这样的学说：两侧髁突中心与下颌中切牙近中接触区（即下颌中切牙近中切角接触点）构成的三角形是边长为 4 英寸（10.16cm）的等边三角形，即 Bonwill 三角形（图 2-7）。但后来的研究表明，在人体牙列中，等边三角形的情况非常少，更多的是等腰三角形，即两侧髁突中心到下颌中切牙近中切角接触点的距离是相等的，也就是说，人的面型左右两侧基本是对称的。Bonwill 三角形被用于确定均值殆架的尺寸（两侧髁球到切牙点的距离）。

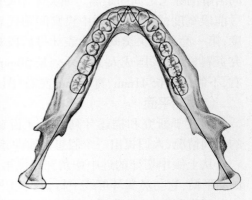

图 2-7　Bonwill 三角形

（四）Balkwill 角

髁突中心至下颌中切牙近中切角接触点的连线，与殆平面之间的夹角，称为 Balkwill 角，一般约为 26°（图 2-8）。它被用于确定平均值殆架上两侧髁球的高度。

（五）Bonwill 圆及其切线

下前牙切缘及两侧下颌第一前磨牙颊尖位于同一圆上，该圆称为 Bonwill 圆（图 2-9）。

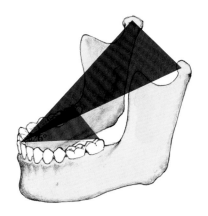

图 2-8 Balkwill 角

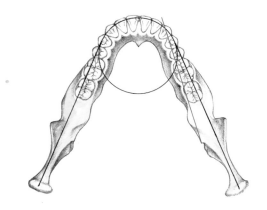

图 2-9 Bonwill 圆及其切线、Pound 线(右侧红线)

在此圆上,通过下颌第一前磨牙的颊尖画切线,可穿过其余后牙的颊尖、磨牙后三角的颊侧边界,最后指向两侧髁突的中心。

利用 Bonwill 圆及其切线就可确定下颌牙列的形态,可用于指导下颌义齿的排列。

(六) Pound 线

Pound 线是连接下颌尖牙近中接触点和磨牙后三角舌侧边界的一条线,它穿过下颌后牙的舌尖(图 2-9)。Pound 线和 Bonwill 圆的切线限定了下颌后牙颊舌向的排列位置。排牙后检查,所有下颌后牙颊尖连线应与 Bonwill 圆的切线重合,而舌尖连线应与 Pound 线重合。

二、完整牙列的功能

完整的牙列对于承受殆力,维持牙及牙周组织的健康具有非常重要的意义。殆力指上下牙咬合时,牙周组织所承受的咀嚼压力。正常人的殆力平均值为22.4~68.3kg。殆力的大小因人而异,即便同一个体,也会随其年龄、健康状况、牙周膜的储备力大小而有所不同。咀嚼时,殆力如果超过牙周膜的储备力,则会产生痛觉,通过反射降低升颌肌群收缩的力量,从而保护牙周组织的健康。

牙周膜的结构特点使得牙能够承受很大的轴向力,所以在牙列中,牙按照特定的倾斜方向排列。但咀嚼运动是一个复杂的三维方向的运动,再加上殆面是由不同方向和倾斜度的斜面构成,故牙不可避免的还会承受非轴向力(图 2-10)。

(一) 分散非轴向力

完整牙列主要通过三种方式传导、分散非轴向力,以保护牙周组织健康,使口颌系统持久耐用。

1. 脉冲效应 牙弓中相邻牙齿依靠邻面接触点相互支持,连接成一个整体。当牙受到近中或远中方向的分力时,大部分的力会被传递到邻牙上。这部分分力会像一个"弹性脉冲"一样,从一个牙冠传向另一个牙冠,直至该

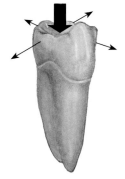

图 2-10 殆力作用于牙尖斜面可产生各个方向的分力

力被所有牙吸收为止。当缺失一颗牙时,这种传递就会中断,近远中方向的分力完全由个别牙承受,容易对牙及牙周组织产生创伤(图2-11)。

2. 楔入效应 牙弧形地排列在牙槽骨上,由于各牙的颊侧一般宽于舌侧(上颌第一磨牙除外),牙就好像是被"楔入"牙列内。当牙受到舌向力时,它会被楔入牙列内,其邻牙就会受到挤压,也就是说,力被传递到邻牙上,继而由整个牙列来承担,减小单个牙的受力(图2-12)。

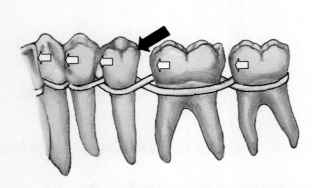

图 2-11 脉冲效应与捆绑效应

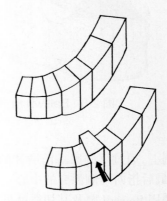

图 2-12 牙受到舌向力产生楔入效应

3. 捆绑效应 牙龈纤维中的环行组与越隔组把牙列中所有牙相互捆绑,形成一个整体。当某颗牙有向某个方向运动的趋势时,就会牵拉其邻牙向同一方向运动。当牙受到颊向力时,使其有向颊侧运动的趋势,由于牙周纤维的存在,可以让更多的牙来分担这个力,减小单颗牙的受力。同样,也可以抵消一部分近远中方向的力(见图1-4)。

(二) 其他功能

完整牙列除了可以有效传导、分散非轴向力,它还具有以下功能:

1. 支撑唇、颊软组织,使面形丰满。

2. 发音和语言功能,特别是前牙影响较大。

3. 容纳舌,保证舌的运动。

三、水平面内的牙位异常

(一) 牙体旋转形成的排列异常(图2-13)

1. 沿牙体垂直轴旋转 牙齿出现扭转,某一个轴角会突出牙弓,使得牙弓形态发生变化。严重时可使牙齿发生90°旋转,使得邻面接触区位于颊、舌面。

2. 沿牙体颊舌向轴旋转 牙齿向近中或远中方向倾斜,近、远中邻面接触点位置改变,并且使得咬合接触点位置改变或消失。

3. 沿牙体近远中向轴旋转 表现为牙齿向颊侧或舌侧倾斜,一般由牙列拥挤造成。同样会导致邻面接触点、咬合接触点位置异常。

(二) 牙与颌骨的关系不调形成的异常(图2-14)

1. 牙列拥挤 牙齿发育时,牙的体积相对于颌骨较大,使得牙齿排列不齐,常出现牙齿

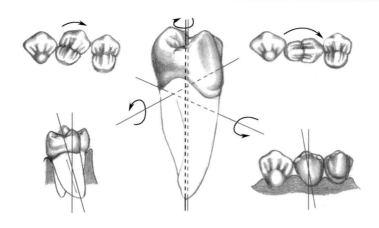

图 2-13 牙体旋转形成的排列异常

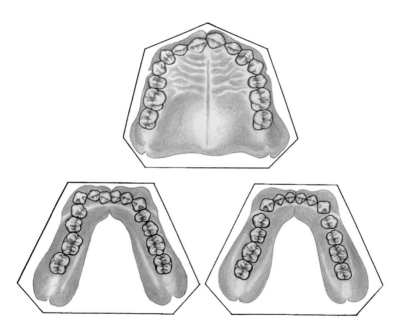

图 2-14 牙列拥挤与牙列间隙

向颊、舌侧倾斜、错位。随着人类食物的精细化,咀嚼功能的降低,颌骨发育过程中得不到足够的功能刺激,发育缓慢,使得牙列拥挤的现象越来越多见。

2. 牙列间隙 牙齿发育时,牙的体积相对于颌骨较小,使得牙齿之间出现缝隙。牙齿邻面接触点消失,出现牙弓中断,不能传递耠力,易发生牙齿的近远中向倾斜。而且,牙齿间隙的出现,往往会影响发音。

第二节 矢状面内牙列的形态与功能

从侧面观察,可以看到矢状面内牙列的形态特征。

37

一、牙倾斜的规律

每颗牙并不是垂直地排列于牙弓内，而是按照一定的倾斜方向和角度排列。这是口颌系统长期进化的结果，是为了适应力的传导，提高工作效率，使下颌运行顺畅。正常情况下，牙的倾斜方向与咀嚼食物时作用于牙的骀力方向相适应，并且与运动方向一致，这样骀力可以沿着牙体长轴方向传导，从而有利于保护牙周组织的健康。

一般用牙长轴与垂线的交角表示近远中方向的倾斜度，交角越大，倾斜度越大。牙长轴与水平面的交角代表唇（颊）舌向的倾斜度。

从矢状面观察，上、下颌切牙均向唇侧倾斜，与颌骨前端牙槽突的倾斜方向一致，下颌切牙的倾斜度较上颌切牙小。这种排列方式使口部前突，有利于轻松地咬下食物。

尖牙排列较正，与水平面近乎垂直。

上、下颌前磨牙及第一磨牙在近远中方向上的倾斜度相对较小，牙长轴较正，上、下颌第二、第三磨牙向近中倾斜的角度依次增大（图2-15）。

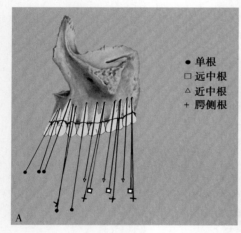
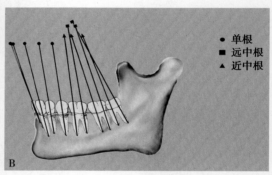

图2-15　矢状面牙倾斜规律

A. 上牙列；B. 下牙列

（王美青 . 口腔解剖生理学 . 第 7 版 . 北京：人民卫生出版社，2012；图3-8，图3-10）

（一）纵骀曲线

由于牙齿向近中方向倾斜，从矢状面观察可看到一条特殊的曲线——纵骀曲线。

1. 下颌牙列的纵骀曲线　为连接下颌切牙的切缘、尖牙的牙尖、前磨牙的颊尖以及磨牙的近、远中颊尖，形成的一条凹向上的曲线（图2-16）。该曲线的切牙段较平直，从尖牙向后经前磨牙至第一磨牙的远中颊尖逐渐降低，然后第二、第三磨牙的颊尖又逐渐升高。也就是说，纵骀曲线的最低点位于下颌第一磨牙的远中尖。第二磨牙的远中颊尖与尖牙牙尖顶高度一致。

下颌牙列的纵骀曲线又称为Spee曲线，是由解剖学家 Graf Spee 提出。他于1890年得出：牙体长轴应具有适当的倾斜度，其延长线交汇于眼眶中心，该曲线向后切于髁突的前斜面（图2-17）。下颌前伸运动也按此曲线滑行，使得上下颌牙一直保持滑动接触。但实际情况是

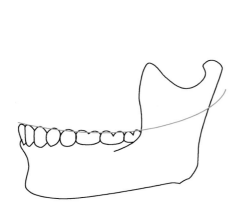

图 2-16　纵殆曲线

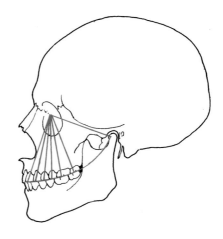

图 2-17　下颌纵殆曲线（Spee 曲线）

天然牙列的纵殆曲线比较平缓,下颌进行前伸运动时上下后牙是分开的,没有咬合接触,否则会产生有害的殆力,影响后牙健康。

2. 上颌牙列的纵殆曲线　在上颌,纵殆曲线是上颌切牙的切缘、尖牙的牙尖、前磨牙的颊尖和磨牙的近、远中颊尖的连线,是一条凸向下的曲线。上下颌的纵殆曲线彼此吻合。从上颌第一磨牙近中颊尖开始,纵殆曲线逐渐向后、向上弯曲,也被称为补偿曲线(图 2-18)。这一名词源于丹麦牙科医生卡尔·克里斯坦森。他在进行关于全口义齿的髁道测量时,发现下颌做前伸运动时,殆堤的后牙区会产生很大间隙,而在切牙区保持咬合接触,这种现象被称为克里斯坦森现象(图 2-19)。为了消除殆堤处的"间隙",则必须使殆堤呈曲线形态,它和纵殆曲线的形态相似,只是其曲率较大(图 2-20)。曲线形的殆堤可以消除

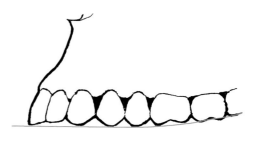

图 2-18　上颌纵殆曲线（补偿曲线）

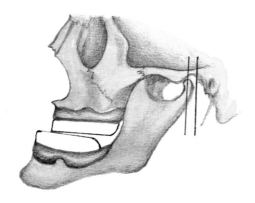

图 2-19　克里斯坦森现象

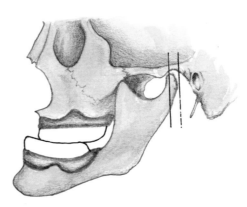

图 2-20　补偿曲线使克里斯坦森间隙消失

磨牙区船堤处的间隙,因此它被称为"补偿曲线"。全口义齿的人工牙应当按补偿曲线排列,其曲率随前伸髁道斜度和后牙牙尖斜度的变化而变化。前伸髁道斜度越大,补偿曲线的曲率就越大;后牙牙尖斜度越大,补偿曲线的曲率越小。

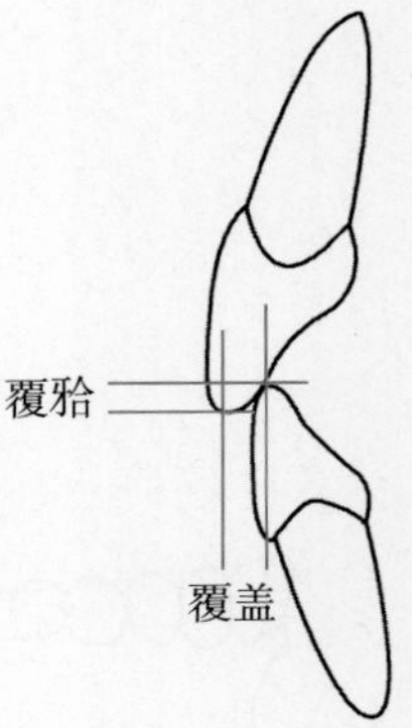

(二) 覆船、覆盖

1. 定义　正常情况下,上牙列略宽于下牙列,因此,上前牙盖在下前牙的唇侧,上颌后牙的颊尖盖在下颌后牙颊尖的颊侧,形成覆船、覆盖。覆船是指牙尖交错船时,上颌牙盖过下颌牙唇(颊)面的垂直距离。覆盖是指牙尖交错船时,上颌牙盖过下颌牙唇(颊)面的水平距离。

2. 前牙的覆船、覆盖　在前牙,覆船、覆盖分别指的是上颌切牙切缘和下颌切牙切缘之间的垂直距离、水平距离(图2-21)。

根据前牙的覆船、覆盖关系,可分为以下几种类型(图2-22):

图 2-21　前牙的覆船、覆盖

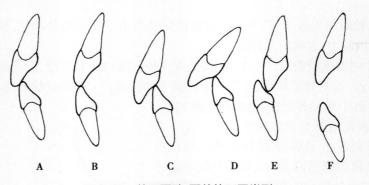

图 2-22　前牙覆船、覆盖的不同类型

A. 浅覆船、浅覆盖;B. 对刃船;C. 深覆船;D. 深覆盖;E. 反船;F. 开船

(1) 正常覆船、覆盖:由于牙齿的大小个体差异较大,绝对数值不能客观反映前牙的覆船、覆盖情况,因,此通常用浅覆船、浅覆盖(2~3mm)作为前牙覆船、覆盖正常的指标。牙尖交错船时,一般上颌切牙盖过下颌切牙唇面不超过切 1/3,均为正常覆船;下颌切牙咬在上颌切牙舌面切 1/3 内,均为正常覆盖。

(2) 对刃船:指牙尖交错船时,上、下颌切牙切缘接触,覆船、覆盖均为零。因为没有剪切效应,所以对切割功能有一定影响,并影响美观。

(3) 深覆船:指牙尖交错船时,上颌切牙盖过下颌切牙唇面超过切 2/3 以上。摄取、切割食物时,需要开、闭口幅度较大,因此对切割功能、相关组织结构的健康有一定影响。

(4) 深覆盖:指牙尖交错船时,上颌切牙唇侧倾斜度较大,下颌切牙咬在上颌切牙切 2/3以上。常导致上颌前突,影响美观,且对唇齿音的发音影响较明显。

(5) 反船:俗称"地包天"、"兜齿儿"。指牙尖交错船时,下颌前牙咬在上颌前牙的唇侧,覆盖为负值。基本没有切割功能,对发音和美观等功能都有较大的影响。

(6) 开船:指牙尖交错船时,上、下颌部分前牙、前磨牙,甚至部分磨牙均无咬合接触,且上、下颌牙之间存在垂直方向的间隙。切割功能完全丧失,对发音和美观有较大影响。

3. 后牙的覆𬌗、覆盖　分别指的是牙尖交错𬌗时，上颌后牙颊尖顶与下颌后牙颊尖顶之间的垂直距离、水平距离（图 2-23）。

后牙的覆𬌗、覆盖可分为以下类型（图 2-24）：

（1）后牙正常覆𬌗、覆盖：牙尖交错𬌗时，上牙列颊尖盖在下牙列颊侧，下牙列舌尖盖在上牙列舌侧，上、下牙列牙尖交错咬合，紧密接触。

（2）对刃𬌗：牙尖交错𬌗时，上下颌后牙颊尖相对咬合。

（3）后牙反𬌗：牙尖交错𬌗时，下颌后牙的颊尖咬合在上颌后牙颊尖的颊侧。

（4）锁𬌗：牙尖交错𬌗时，上颌后牙的舌尖咬合在下颌后牙颊尖的颊侧。

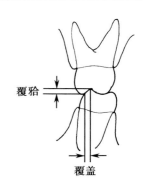

图 2-23　后牙覆𬌗、覆盖

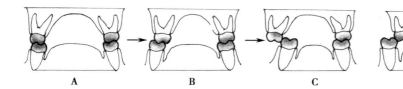

图 2-24　后牙覆𬌗、覆盖的不同类型

A. 正常𬌗；B. 单侧反𬌗；C. 单侧正锁𬌗；D. 单侧反锁𬌗

（5）反锁𬌗：牙尖交错𬌗时，下颌后牙的舌尖咬合在上颌后牙颊尖的颊侧。

4. 功能

（1）剪切效应：正常的覆𬌗、覆盖使上、下前牙形成剪切效应。切咬食物时，首先下颌下降前伸（人类颞下颌关节的结构使得其易于做前伸运动），咬住食物后肌肉收缩，上下切牙切缘相对，然后下颌切牙很轻松地沿上颌切牙舌面滑行回到牙尖交错𬌗的位置，完成剪切功能；反之，如果下前牙盖在上前牙的唇侧，为了功能的需要，人类的关节、肌肉将会进化成与现在完全不同的样子。

（2）导向作用：正是由于覆𬌗、覆盖的存在，上颌牙才能对下颌运动的方向和角度起导向作用，而且覆𬌗、覆盖的大小将决定下颌功能运动的距离、方向。如果前牙覆盖较大，下颌需要前伸更多距离才能实现切缘相对；后牙覆盖较大时，下颌需要向左、向右运动更多的距离才能完成咀嚼功能。如果覆𬌗较深，下颌需要下降更多距离才能前伸或向左、向右。当覆𬌗很深时，后牙保持𬌗间接触的情况下甚至很难做侧方运动，只能采取"捣碎食物"的咀嚼模式。

（3）提高咀嚼效率：正常的覆𬌗、覆盖关系使上下颌后牙𬌗面咬合时紧密接触，提高咀嚼效率。

（4）保护软组织：上颌前牙切缘及后牙颊尖覆盖于下颌牙唇颊侧，使唇、颊软组织受到保护而不致被咬伤；下颌后牙舌尖覆盖于上颌牙的舌侧，保护舌组织不被咬伤。

二、矢状面内的牙位异常

牙弓在矢状面的异常，指上、下颌在近远中方向的错位咬合，通常以 Angle 分类法来区分。Angle 医师称上颌第一磨牙是帠的关键。

1. Angle Ⅰ类　上颌第一磨牙的近中颊尖咬合于下颌第一磨牙颊沟,称为中性帠。

2. Angle Ⅱ类　如果上颌第一磨牙的近中颊尖咬合于下颌第一磨牙颊沟的近中,下牙弓向远中的移动量至少为半个牙尖的宽度,称为远中错帠。常伴有前牙区的深覆盖。

3. Angle Ⅲ类　如果上颌第一磨牙的近中颊尖咬合于下颌第一磨牙颊沟的远中,下牙弓向近中的移动量至少为半个牙尖的宽度,称为近中错帠。常伴有前牙区反帠或对刃帠。

第三节　冠状面内牙列的形态与功能

从正面观察可看到牙列冠状面的形态特征。

一、牙倾斜的规律

冠状面内,前牙和后牙牙冠的倾斜方向也不同(图 2-25)。

上颌中切牙牙轴较正或稍向近中倾斜 5°~10°。

上颌侧切牙为上前牙中向近中倾斜角度最大者。

上颌尖牙略向近中倾斜,其倾斜角度介于上颌中切牙和上颌侧切牙之间。

下颌中切牙几乎与中线平行。

下颌侧切牙向近中倾斜的角度略大于中切牙。

下颌尖牙向近中倾斜的角度大于侧切牙。

上颌前磨牙及上下第一磨牙牙轴较正,近乎垂直于水平面。

上颌第二、第三磨牙均向颊侧倾斜。

下颌前磨牙及下颌第二、第三磨牙均向舌侧倾斜。

(一) 横帠曲线

冠状面内,由于上颌磨牙向颊侧倾斜,故舌尖低于颊尖,连接双侧同名磨牙颊、舌尖,形

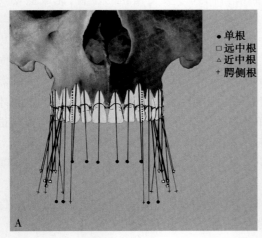
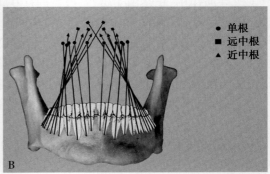

图 2-25　冠状面牙倾斜规律

A. 上牙列;B. 下牙列

(王美青. 口腔解剖生理学. 第 7 版. 北京:人民卫生出版社,2012;图 3-7,3-9)

成的一条凸向下的曲线,称为上颌的横殆曲线,又称 Wilson 曲线(图 2-26)。同样,下颌磨牙向舌侧倾斜,舌尖低于颊尖,连接下颌双侧同名牙颊、舌尖所形成的凹向上的曲线,称为下颌的横殆曲线(图 2-27)。它与上颌的横殆曲线相吻合。横殆曲线的曲率同样与牙尖斜度有关。牙尖斜度越大,横殆曲线的曲率越小。

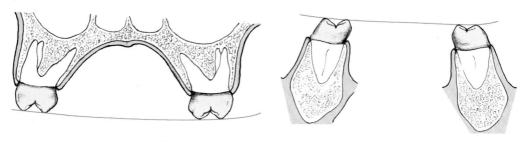

图 2-26　上颌的横殆曲线　　　　　　　　图 2-27　下颌的横殆曲线

(二)殆曲线的功能

1. 使殆力轴向传导至牙周组织　食物的磨碎主要依靠下颌从颊侧向舌侧的滑动,此时殆力方向与牙倾斜方向一致。

2. 实现牙弓间的选择性咬合接触　切咬食物时,下颌前伸,只有前牙接触,后牙分离,这样就避免了后牙区受到非轴向殆力的损害(图 2-28)。后牙咀嚼食物时,有食物的一侧(工作侧)牙间有咬合接触,没有食物的一侧(非工作侧)则没有咬合接触,这样有利于下颌运行顺畅,同时也避免了无功能的牙出现殆接触,受到非轴向殆力,而损害牙周健康(图 2-29)。

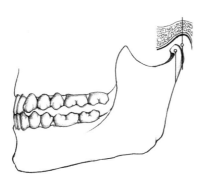
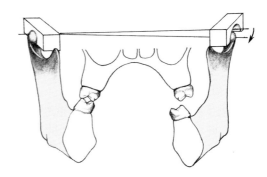

图 2-28　下颌前伸时,前牙接触,后　　　图 2-29　下颌做侧向运动时,工作侧后牙接
　　　　　牙分离　　　　　　　　　　　　　　　触,非工作侧后牙分离

3. 提高咀嚼效率　殆曲线消除了克里斯坦森间隙,有利于咬住食物,减少肌肉做功。同时,殆曲线使得上下牙列咀嚼食物时像园艺剪刀一样卡住食物,提高了咀嚼效率(图 2-30)。

制作义齿时,正确形成殆曲线的曲率,对于下颌运行顺畅至关重要。而对于总义齿而言,则与平衡殆的形成关系密切。

(三)克里斯坦森现象与选择性咬合接触

天然牙列也存在克里斯坦森现象,分为矢向克里斯坦森现象和横向克里斯坦森现象。

矢向克里斯坦森现象:下颌前伸运动时,下颌切牙沿上颌前牙舌面向前滑动,此时只有前牙接触,上、下颌后牙间出现从前向后逐渐变大的间隙。

横向克里斯坦森现象:侧方运动时,下颌尖牙沿上颌尖牙舌面滑行,此时只有工作侧上、下尖牙接触,其余牙齿均脱离骀接触。

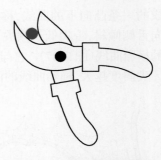

图 2-30 园艺剪刀示意图

牙列中不同牙齿由于形态不同,功能也各不相同。切牙发挥切割食物的功能时,只需要切牙区发生咬合接触即可,后牙区离开,既可避免受力,同时也减小了下颌从前伸位回到牙尖交错位时滑行的阻力,使运动顺畅;同理,当尖牙撕裂食物时,只需要工作侧上下尖牙接触,其余牙都可离开;当后牙捣碎、研磨食物时,只需要工作侧后牙接触,其余牙脱离骀接触。这种在功能运动时,牙列中仅部分牙有接触的现象被称为选择性咬合接触,也可称为交替性接触。克里斯坦森现象是由牙齿的导向功能形成的,可提高咀嚼效率、避免骀干扰,确保下颌运动顺畅。

临床上可借助克里斯坦森现象,用颌位记录材料来记录髁突前伸运动与侧方运动的终点位,然后在骀架上设置前伸髁导斜度与 Bennett 角,以便骀架可以较精确地模拟患者个性化的下颌运动。

二、冠状面内的牙位异常

冠状面内的牙位异常指的开骀、深覆骀、后牙区的单侧反骀或双侧反骀。

1. 开骀 上下牙弓闭合时,上、下颌牙齿不能形成咬合接触。可出现在前牙区和后牙区。通常是由于上下牙弓及颌骨在垂直方向发育不足或不良习惯造成,如吮指习惯、吐舌习惯等。当出现在前牙时,牙齿失去切割功能,并影响发音及美观;当出现在后牙时,牙弓失去正常的骀曲线,影响咀嚼功能。

2. 深覆骀 多发生于前牙。上颌牙槽骨垂向过度发育,上前牙切端盖过下前牙中 1/3、颈 1/3 甚至更多。深覆骀影响下颌运动,下颌前伸时需大幅度向下开口才能完成,加重了关节、肌肉的负荷。

后牙区较少发生深覆骀。但后牙严重磨耗时,可能使得支持尖磨耗多,引导尖磨耗较少,出现深覆骀。此时,后牙区失去正常的骀曲线,影响咀嚼功能,容易出现骀干扰。

3. 后牙区的单侧反骀或双侧反骀 双侧反骀通常是由发育原因造成,比如上颌骨宽度发育不足或下颌骨宽度发育过度。单侧反骀通常是由关节发育畸形或个别牙位异常造成。反骀常常造成下颌运动障碍,影响咀嚼功能。

第四节 牙 间 触 点

牙间触点分为两类:一类是牙列内相邻牙之间形成的邻面触点;另一类是上下牙列咬合时形成的骀面触点。

一、邻面触点

相邻的牙依靠邻面接触,紧密排列成完整的牙弓。新萌出的牙为点式接触,随着牙齿的磨耗,接触点逐渐磨损为接触区(图 2-31)。远中面的接触区多为凸面,近中面的接触区多为凹面(图 2-32)。

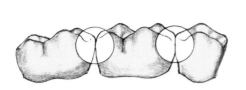

图 2-31　接触点(左)和接触区(右)

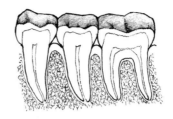

图 2-32　邻面接触区的形态
(近中凹,远中凸)

(一) 形态与位置

接触区一般呈椭圆形。前牙接触区的切颈径大于唇舌径,近中接触区靠近切角,远中接触区离切角稍远。后牙接触区颊舌径大于殆颈径。前磨牙近远中接触区及第一磨牙近中接触区均在近殆缘偏颊侧,第一磨牙远中、第二磨牙近远中及第三磨牙近中接触区多在近殆缘中 1/3 处。近中接触区比远中接触区更加靠近殆缘。

在牙弓中,邻面接触区的位置有以下特点:从殆面观察,前牙邻面接触区位置偏向唇侧,从前牙到后牙,邻面接触区的位置逐渐偏向牙冠中部,磨牙邻面接触区基本位于邻面的中 1/3。后牙邻面接触区的位置与边缘嵴上的咬合触点位置在颊舌向基本一致(图 2-33)。

从唇颊侧观察,邻面接触区所连成的曲线,形状与纵殆曲线基本一致(图 2-34)。

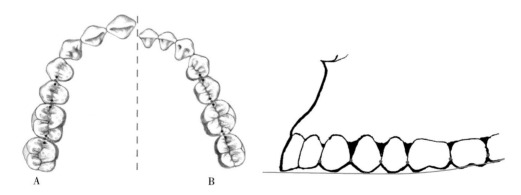

图 2-33　咬合接触区与邻面接触区在
颊舌向的位置关系(殆面观)
A.上颌;B.下颌

图 2-34　邻面接触区与纵殆曲线(颊面观)

邻面接触区的正确成形,与牙齿在水平面内位置的稳定性密切相关。

(二) 功能

1. 传导殆力　邻面接触区对于脉冲效应的产生必不可少。殆力通过邻面接触区传递到邻牙,直至被整个牙弓吸收。如果缺失一颗牙,殆力不能被分散,过大殆力会使缺隙处邻牙向缺隙侧倾斜,对颌牙也会伸长,导致咬合紊乱。

2. 形成外展隙　邻面接触区的周围均向外展开呈 V 字形的空隙，称为外展隙。在邻面接触区的龈方，由于牙颈部缩窄所形成的空间被称为龈外展隙，又称为邻间隙，牙周健康时被龈乳头充满。邻面接触区紧密接触，食物不会被挤入邻间隙，从而保护龈乳头不受损伤。义齿修复时应正确恢复邻间隙。邻间隙过大，可造成食物从水平方向嵌入；邻间隙过小，则可能压迫龈乳头。

邻面接触区的骀方称为骀外展隙，它既是食物排溢的通道，也是对颌牙尖功能运动的通道，还是重要的咀嚼区域。对颌牙的一部分支持尖咬合于此处。邻面接触区紧密接触，使骀外展隙形成小的"臼"，便于容纳食物，被对颌牙尖捣碎。

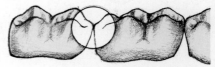

图 2-35　邻面接触区靠近骀缘

颊舌外展隙同样为食物排溢的通道。义齿修复时，正确恢复邻面接触区的形态与位置非常重要。如果接触区位置靠近骀缘，骀外展隙变小，邻间隙变大（图2-35）。造成的不利影响表现在以下四个方面：①减小了咀嚼区域的面积；②不利于食物排溢，造成食物嵌塞；③影响对颌牙尖的运动，产生骀干扰；④龈乳头未能充满邻间隙，引起水平型食物嵌塞。如果接触区位置靠近龈乳头，则可能压迫龈乳头，造成龈乳头炎。邻面接触区面积过大，导致外展隙过小，不利于食物排溢，反而容易造成食物嵌塞及骀干扰。

二、骀触点

上下牙列咬合时产生的牙间触点称为骀触点，简称为骀（occlusion），也称咬合。骀构成的基石是牙体形态；骀是口颌系统粉碎食物的基本形式；骀是口颌系统的功能中心；骀是义齿的灵魂。

骀包括静态骀和动态骀。当上下颌牙之间存在咬合接触，同时下颌相对于上颌的位置稳定不动，被称为静态骀。而实际咀嚼食物的过程是动态的，在各种功能运动中上下牙齿保持滑动接触，接触部位不断变化，这种运动状态下的咬合接触形式被称为动态骀。这里仅介绍静态骀，动态骀的内容详见第三章。

在生产实践中我们已经认识到，制作一件理想的修复体不仅有赖于精确的印模、模型、义齿材料及工艺技术，而且在很大程度上还取决于能否精确重现患者的静态骀与动态骀。优质咬合是对骀的质量要求，而持久耐用、省力高效、运行顺畅则是判定优骀的质量标准。要想达到这个目标，就必须牢固地掌握骀的相关知识。

上下颌牙牙尖交错，达到最广泛、最密切接触时的咬合关系称为牙尖交错骀。除了牙尖交错骀，静态骀还包括前伸骀、侧方骀等。静态骀是优质咬合的基础，对口颌系统的健康而言，牙尖交错骀是最重要的静态骀，因此，通常以牙尖交错骀为例来研究静态骀的特征。

（一）咬合接触类型

自然牙列中，牙尖交错骀的咬合接触类型主要有两种：点式接触与面式接触。

1. 点式接触　牙刚萌出时，其表面均为曲面，可近似看作球面。球面与球面之间的接触都是点式接触。根据接触部位的不同，点式接触又分为两种类型：尖 - 窝接触与尖 - 边缘嵴接触。

（1）尖 - 窝接触：牙尖咬于对颌磨牙的中央窝或下颌前磨牙的远中窝。

1) 三点式接触:牙尖未能抵达窝底,而是与对颌牙殆面三角嵴形成三点式接触,最常见于未受损的天然牙弓中(图2-36)。这种咬合方式稳定性好,且殆力方向与牙体长轴方向一致,可达到牙齿的持久耐用。

2) 一点式接触:牙尖顶直达窝底,形成尖对窝的一点式接触(图2-37)。尖-窝一点式接触在天然牙弓中很少出现,它们多半出现在义齿中,其优点是容易制作。当后牙区存在长正中的情况时,建议采用尖-窝一点接触的修复方案。

尖-窝一点式接触的缺点是咬合部位的磨损较快,另外,对牙弓咬合的稳定性也有一定的影响。

(2) 尖-边缘嵴接触:牙尖咬合于对颌牙的近远中边缘嵴,发生两点接触(图2-38)。天然牙往往同时存在尖-窝接触、尖-边缘嵴接触两种咬合类型。有人认为尖-边缘嵴接触易引起食物嵌塞,导致牙龈炎。其实如果能正确处理邻面接触关系,就可避免出现这种情况。

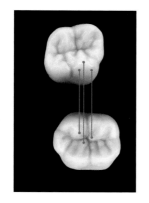 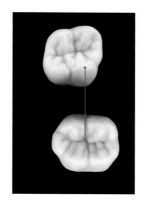 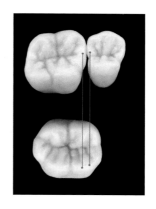

图2-36 尖-窝三点式接触　　图2-37 尖-窝一点式接触　　图2-38 尖-边缘嵴两点式接触

2. 面式接触　牙齿从萌出到建殆,随着行使功能时间的不断增加,牙的咬合面逐渐磨损,尖-窝接触或尖-边缘嵴接触由最初的点式接触渐渐变为小面式接触,再后转变为上下牙间斜面的接触,所以中老年人群多为面式接触。

临床上义齿修复的患者多为中老年人。他们的天然牙殆面经过磨耗以后,形成了磨耗斜面或平面。此时上下牙间呈现出不同程度的面式接触(图2-39)。牙体组织的损耗可能是由咀嚼食物引起的自然磨耗,也可能是由精神紧张等因素而产生的病理性磨损(如夜磨牙)。

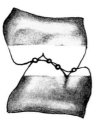  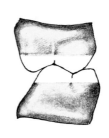

A　　　　　　B　　　　　　C

图2-39 不同程度的面式接触
A.点式接触;B.局部面式接触;C.完全面式接触

不过,在自然牙列中,由于牙位的倾斜、扭转、错位等变化,点式接触和面式接触也可能同时存在。

天然牙所形成的磨耗面不仅可以反映牙尖交错殆的特征,而且还反映着下颌功能运动的方向、范围。技师应能读懂磨耗面,学会利用磨耗面来分析该患者的下颌运动特点,即动态殆特征,并以此来判断医生提供的牙尖交错位殆记录、前伸殆及侧方殆记录是否准确,可对义齿殆面的制作及调殆给予正确的指导。

面式接触一方面降低了咀嚼效率,在咀嚼食物时,需要相关肌肉做更多的功,加重了肌肉的负荷;另一方面使颌位的稳定性较差,上下牙齿不能依靠尖窝锁结关系而使下颌真正稳定地停留在牙尖交错位上。

与面式接触相比,点式接触具有以下优点:

(1) 当下颌进行侧方运动时,触点位置不断地交替改变,好像球面之间的滚动式接触,利于下颌运行顺畅。小而变化的摩擦面可防止发生过大的磨损。

(2) 当咀嚼压力相同时,点式接触的破碎效果更好,体现了省力高效。换句话说,面式接触想要获得同样的"压强",就必须施加较大的咀嚼力。

(3) 在下颌进行侧方运动时,点式接触滑行阻力较小,会使牙承受较小的非轴向力,因为使用较小的咀嚼压力就可以产生同样的破碎效果,正如用锋利的刀可轻松地切开食物一样,利于保护牙周组织健康,实现持久耐用。

(4) 殆面的多点式接触,使其显得更"粗糙",有利于磨碎食物,同样体现省力高效。

(5) 殆面上出现的"三点式"接触有利于达到稳定的咬合关系。下颌稳定的位置是获得"牙尖交错殆"的前提。

在牙的萌出过程中,每颗牙为适应对颌牙而在不断调整其位置,而且牙根和牙周组织为适应所承受的负荷逐渐形成最佳形态。牙、牙周、颌骨、颞下颌关节和神经、肌肉形成了和谐的口颌系统。正常情况下,牙的磨耗面是逐渐和谐地产生的,系统的工作效率不会降低,其咬合精度非常高(约 $7\sim10\mu m$)。在义齿修复中,口腔科技师很难制作出如此高精度的咬合面,制作完成的义齿在口腔内经常会出现"殆问题"。临床医师在处理此类问题时非常困难和费时。而点式殆接触容易形成符合生理要求的咬合关系,避免下颌运动时产生殆干扰。也就是说,点式接触是最佳的咬合接触形式。义齿修复时,应尽可能恢复成点式接触。

(二) 咬合接触区的数量

后牙的主要功能是咀嚼食物,因此,上下牙之间的咬合接触关系非常重要,但是这并不意味着牙齿间的咬合接触区越多越好,不必要的咬合接触区既难以建立,又可能会造成殆干扰;咬合接触区过少,则会造成咀嚼效率差且咬合不稳定,导致殆力传递不均及偏移现象。

以点式接触为例,根据 Hellman 的正常殆标准,牙尖交错殆上下牙列共有 138 个殆触点(图 2-40,图 2-41)。咬合接触的紧密程度,殆触点的多少,与咀嚼肌的收缩强度成正比。通常观察到的殆触点约为 84 个,上颌 44 个,下颌 40 个;前牙为 1~2 个,前磨牙为 2~5 个,磨牙为 5~9 个。义齿修复时,应根据基牙的牙周条件、缺失牙的数目以及对颌牙的咬合情况适当设计殆触点的数量。

(三) 咬合接触区的分布规律

对咬合质量而言,咬合接触区的位置非常重要。不仅要求静态殆时,殆力方向尽可能与牙体长轴方向一致,而且动态殆时应避免出现"殆干扰",保证运行顺畅;否则,可能有损牙周

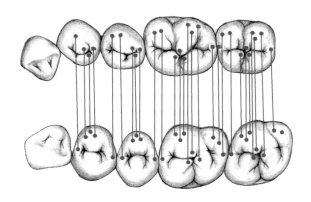

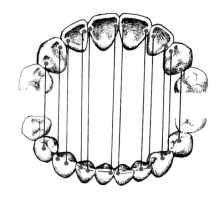

图 2-40　后牙骀触点的分布图　　　　图 2-41　前牙骀触点的分布图

健康,引起牙移位或骀面严重磨损。临床上如果义齿冠戴用一段时间后出现磨损点或崩瓷现象,说明该位置很可能存在骀干扰。

以点式接触为例,多数人仅从水平面来观察骀触点的分布特点,但其实骀面由尖、窝、沟、嵴组成,骀触点位于骀面不同区域的不同位置,应用立体的观念分别从冠状面、水平面、矢状面来认识和了解骀触点的分布规律。

1. 冠状面　从颊舌向观察,骀触点呈 A、B、C 三点分布。

A、B、C 三点的位置:A 点位于下后牙颊尖颊斜面与上后牙颊尖舌斜面;B 点位于下后牙颊尖舌斜面与上后牙舌尖颊斜面;C 点位于下后牙舌尖颊斜面与上后牙舌尖舌斜面。自然牙列中只有后牙具有 A、B、C 三点咬合接触的分布特点。

当 A、B、C 三点接触时,三个接触点所受咬合力在牙尖斜面上产生的水平分力互相抵消,合力方向与牙体长轴方向一致,利于牙周组织健康,达到持久耐用;而当 A、C 点接触,B 点不接触时,上下牙可产生沿合力作用方向移动的趋势,使咬合关系不稳定。同样,如果只有 A 点接触或者只有 C 点接触,上颌后牙可产生向颊侧移动的趋势;下颌后牙则产生向舌侧移动的趋势,使咬合关系不稳定。如果 A、B 点接触,C 点不接触或 B、C 点接触,A 点不接触,合力方向都与牙体长轴方向一致,有利于牙周组织健康,因此,B 点接触十分重要(图 2-42)。

如果只是 B 点有接触,A、C 点无接触也会出现有害的咬合回旋力(图 2-43)。

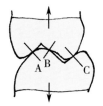

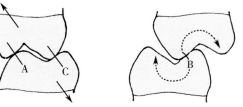

图 2-42　骀触点分布与受力方向　　　图 2-43　只有 B 点接触

2. 水平面

(1)主动中位结构与被动中位结构:牙尖交错位时,上颌磨牙的舌尖咬合于下颌磨牙的中央窝和边缘嵴,下颌前牙的切缘咬合于上颌前牙舌面的近远中边缘嵴,下颌磨牙的颊尖咬合于上颌磨牙的中央窝和边缘嵴。此时支持尖及下前牙的切缘被称为主动中位结构,与主动中位结构咬合对应的边缘嵴和中央窝被称为被动中位结构。所有殆触点都位于主动中位结构和被动中位结构上(图2-44,图2-45)。

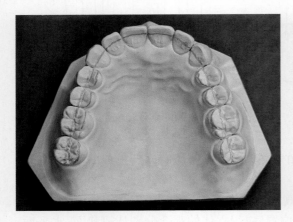

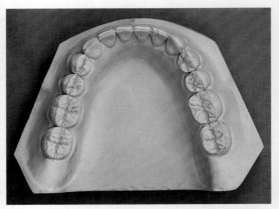

图 2-44　上颌主动中位结构(红色)与被动中位结构(蓝色)

图 2-45　下颌主动中位结构(蓝色)与被动中位结构(红色)

(2) 前牙区殆触点的分布:牙尖交错殆时,上颌中切牙殆触点位于舌面近远中边缘嵴,分别对应于下颌中切牙切缘近中部分和下颌侧切牙切缘近中部分。上颌侧切牙殆触点位于舌面近远中边缘嵴,分别对应于下颌侧切牙切缘远中部分和下颌尖牙近中牙尖嵴。上颌尖牙殆触点位于舌面近远中边缘嵴,分别对应于下颌尖牙远中牙尖嵴和下颌第一前磨牙颊尖近中牙尖嵴(图2-41)。

(3) 后牙区殆触点的分布:后牙区的殆触点都分布于主动中位结构和被动中位结构上。

上颌第一前磨牙的舌尖咬合于下颌第一前磨牙和第二前磨牙的边缘嵴上;上颌第二前磨牙的舌尖咬合于下颌第二前磨牙和第一磨牙之间的边缘嵴上;上颌第一磨牙的近中舌尖咬合于下颌第一磨牙的中央窝处;上颌第一磨牙的远中舌尖咬合于下颌第一磨牙和第二磨牙的边缘嵴上;上颌第二磨牙的近中舌尖咬合于下颌第二磨牙的中央窝上;上颌第二磨牙的远中舌尖咬合于下颌第二磨牙的远中边缘嵴上(图2-46)。

下颌第一前磨牙的颊尖咬合于上颌第一前磨牙的近中边缘嵴上;下颌第二前磨牙的颊尖咬合于上颌第一前磨牙和第二前磨牙的边缘嵴上;下颌第一磨牙的近中颊尖咬合于上颌第二前磨牙和第一磨牙的边缘嵴上;下颌第一磨牙的远中颊尖咬合于上颌第一磨牙的中央窝处;下颌第二磨牙的近中颊尖咬合于上颌第一磨牙和第二磨牙的边缘嵴上;下颌第二磨牙的远中颊尖咬合于上颌第二磨牙的中央窝处(图2-47)。

3. 矢状面　从矢状面观察,上颌后牙牙尖远中斜面与下颌后牙牙尖近中斜面的接触点,称为闭合终止点。上颌后牙牙尖近中斜面与下颌后牙牙尖远中斜面的接触点,称为平衡点。咬合时,闭合终止点与平衡点应同时接触,则后牙所受殆力方向为轴向的,牙位稳定,可实现持久耐用;如果平衡点先于终止点接触,则下颌向近中方向滑行,直至终止点有接触,平衡点成为闭合的偏移点,反之亦然。

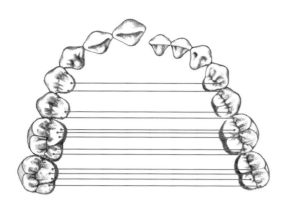

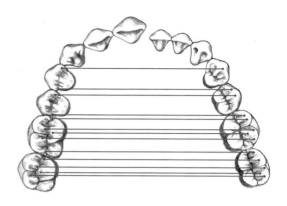

图 2-46　上牙列主动中位结构的殆触点对应于下牙列被动中位结构的殆触点

图 2-47　上牙列被动中位结构的殆触点对应于下牙列主动中位结构的殆触点

标记出后牙颊轴嵴线、三角嵴顶线(图 2-48)，可以清楚地看到，牙尖的三角嵴、颊轴嵴都有近中斜面和远中斜面。牙尖交错殆时，削去上颌后牙颊尖，就可清楚观察到下颌后牙近中斜面的闭合终止点和远中斜面的平衡点(图 2-49)。

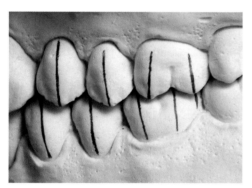

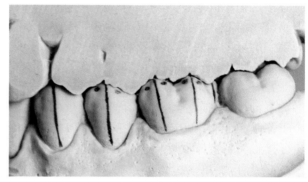

图 2-48　描画出颊轴嵴

图 2-49　削去上颌后牙颊尖后，观察下颌后牙闭合终止点与平衡点

如果义齿制作时没有做出闭合终止点或平衡点，或者调殆不正确，失去了闭合终止点或平衡点，闭口运动时，就会出现下颌牙齿近远中向滑动，导致义齿不稳定，而且会降低咬合高度，增加咀嚼肌负荷，影响咀嚼功能。

仔细观察图 2-50，所有的殆触点都位于牙尖的远中斜面，有闭合终止点、无平衡点。咬合时，下颌牙齿将滑动至在近中斜面至少有一个接触点为止；相反的，如果所有的殆触点都位于牙尖的近中斜面，有平衡点、无闭合终止点，也会出现同样的问题。

缺乏稳定的牙尖交错位是导致口颌系统功能紊乱的重要原因，因此，无论制作固定义齿还是活动义齿，必须要保证闭合终止点与平

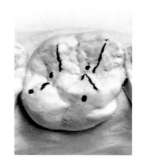

图 2-50　有闭合终止点，无平衡点

衡点同时接触。

（四）牙尖交错骀的其他特征

1. **一对二的关系**　牙尖交错骀时，上、下牙列中线对正，上下颌牙齿相互交错，除了下颌中切牙及上颌最后一颗磨牙外，其余牙齿均为一牙对应对颌两牙的接触关系（图 2-51）。这种一对二接触关系的意义在于：增大骀面接触面积，提高咀嚼效率；分散骀力，避免个别牙负担过重，利于持久耐用；不会因为个别牙的缺失，而导致无对颌牙咬合的现象发生。

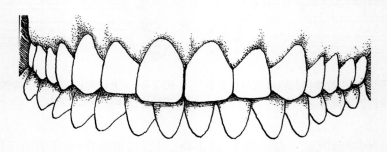

图 2-51　牙尖交错骀一对二的接触关系

在一对二的接触关系中，有主对颌牙和辅对颌牙之分。即对颌的同名牙为主对颌牙，有咬合接触但不同名的牙为辅对颌牙。例如，下颌第一磨牙所对的两颗牙为上颌第一磨牙和上颌第二前磨牙，也就是说上颌第一磨牙为下颌第一磨牙的主对颌牙，上颌第二前磨牙为下颌第一磨牙的辅对颌牙。不难看出，主对颌牙均为同名牙。上颌牙的辅对颌牙为下颌同名牙的后一颗牙；而下颌牙的辅对颌牙为上颌同名牙的前一颗牙（图 2-52）。

2. **上下尖牙的对位关系**（图 2-53）　临床上常以上下尖牙接触关系和上下第一磨牙接触关系为标志，描述上、下颌牙列的近远中向位置关系。牙尖交错骀时，上颌尖牙的牙尖咬合于下颌尖牙和第一前磨牙之间，下颌尖牙的远中唇斜面与上颌尖牙的近中舌斜面相接触。尖牙接触关系大体上反映了前牙的近远中向位置关系。

3. **上下颌第一磨牙的对位关系**（图 2-53）　第一磨牙的对位关系反映了后牙近远中向的位置关系。牙尖交错骀时，上颌第一磨牙的近中颊尖对应下颌第一磨牙的颊沟；下颌第一磨牙的近中颊尖对应上颌第一磨牙与第二前磨牙之间的骀外展隙；上颌第一磨牙的近中舌尖咬合于下颌第一磨牙的中央窝内。上、下第一磨牙的这种接触关系也称为中性关系。

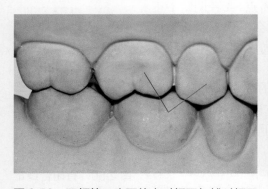

图 2-52　下颌第一磨牙的主对颌牙与辅对颌牙

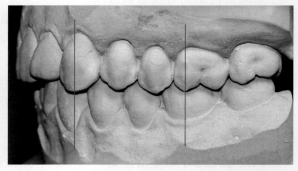

图 2-53　牙尖交错骀时尖牙、第一磨牙的对位关系

牙尖交错殆异常统称为错殆。错殆的分类方法很多,临床应用最广的是 Angle 分类法。该方法依据上、下第一磨牙的近远中咬合关系,将错殆分为以下三类(图 2-54):

(1) Angle Ⅰ 类错殆:上、下颌第一磨牙为中性关系,同时伴有不同程度的咬合异常。

(2) Angle Ⅱ 类错殆:如果上颌第一磨牙的近中颊尖咬合于下颌第一磨牙颊沟的近中,下牙弓向远中的移动量至少为半个牙尖的宽度,下牙列相对于上牙列偏向远中,可伴有不同程度的其他咬合异常,又称为远中错殆。

(3) Angle Ⅲ 类错殆:如果上颌第一磨牙的近中颊尖咬合于下颌第一磨牙颊沟的远中,下牙弓向近中的移动量超过半个牙尖的宽度,下牙列相对于上牙列偏向近中,可伴有不同程度的其他咬合异常,又称为近中错殆。

4. 前牙的咬合特征　牙尖交错殆时,上下颌前牙之间是否存在咬合接触呢? 关于这个问题的解答,目前并未达成一致。现实中,有一部分天然牙弓在牙尖交错殆时,前牙无咬合接触;也有一部分人前牙存在咬合接触,但前牙的接触紧密程度低于后牙的接触程度。这是因为后牙在承受咀嚼力时会下沉,此时前牙才开始发生接触。假如在上下前牙间不存在间隙,则后牙下沉时就会在前牙上引起持续的水平推力,不利于牙周健康。前牙的殆接触多出现于动态殆。

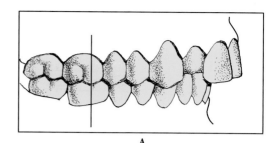

A

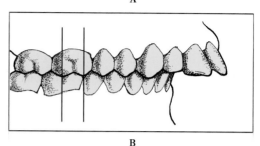

B

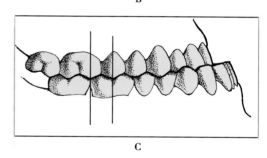

C

图 2-54　Angle 错殆分类

A. Angle Ⅰ 类错殆;B. Angle Ⅱ 类错殆;C. Angle Ⅲ类错殆

小结:

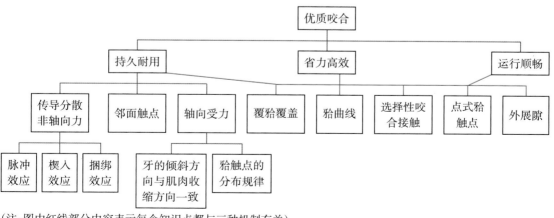

(注:图中红线部分内容表示每个知识点都与三种机制有关)

（魏利杉　贺志芳　原琴）

第三章 下颌运动

下颌运动是口颌系统完成各种功能的基础。下颌在牙列、颞下颌关节和神经、肌肉的协同作用下相对于固定不动的上颌进行运动。解读下颌运动时,需要对口颌系统六元素(牙、牙周组织、颌骨、肌肉、颞下颌关节及神经系统等)的相互关系、相互影响进行综合性的功能解读。

第一节 参照点、线、面

为了更好地描述下颌骨及上、下牙列与颅骨之间的空间位置关系,需要用到一些参照点、线、面。另外,临床上在采集患者的个性化数据及制作义齿时,为保证其功能与美学效果,同样离不开参照点、线、面。

一、参照点

面部参照点(图 3-1)如下:

1. 眉间点 左右眉头间的正中点。确定面部中线时常采用眉间点与鼻尖之间的连线。

2. 鼻根点 为额鼻缝(额骨与鼻骨相交之处)与正中矢状面的交点,位于鼻根最凹处的稍上方,常作为面弓前部的支撑点。

3. 眶下点 眼眶下缘的最低点。

4. 经验点 上颌侧切牙切缘中点垂直向上 43mm 处的点。

5. 耳屏中点 耳屏中心点。

6. 鼻翼中点 鼻翼中心点。

7. 口角点 口裂两端,上下唇交汇处。

8. 鼻下点 鼻小柱与上唇的连接点。

9. 颏下点 颏部正中的最低点。鼻下点与颏下点之间的距离代表面下 1/3 的高度,下颌姿势位时,此距离被称为垂直距离。

10. 经验铰链轴点 位于耳屏后缘最

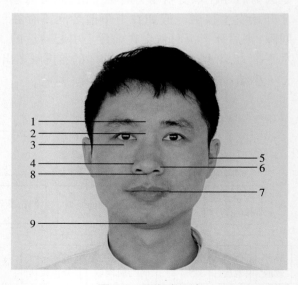

图 3-1 面部参照点
1.眉间点 2.鼻根点 3.眶下点 4.经验点 5.耳屏中点 6.鼻翼中点 7.口角 8.鼻下点 9.颏下点

突点和外眼角的连线上,距离耳屏后缘最突点10~13mm处的点(图3-3)。

二、参照面与参照线

(一) 参照面

1. 水平面 与地面平行,将头部横切为上、下两部分的断面(图3-2)。

2. 矢状面 按前后方向将头部纵切为左、右两部分的断面,其中将头部分为左、右对等的断面称为正中矢状面(图3-2)。

3. 冠状面 按左右方向将头部纵切为前、后两部分的断面(图3-2)。

4. 眶耳平面 连接双侧眶下缘最低点和外耳道上缘的一个假想平面,也称法兰克福平面(Frankfort plane)(图3-3)。此平面常用于描述上下牙列及𬌗平面相对于颅骨的位置关系,在放射投照检查中也具有重要的定位参考意义。有些面弓及𬌗架以眶耳平面为参考平面。

5. 经验水平面 也称面部中点水平面,由两侧经验铰链轴点与经验点相连而成。有些面弓及𬌗架以经验水平面为参考平面(图3-3)。

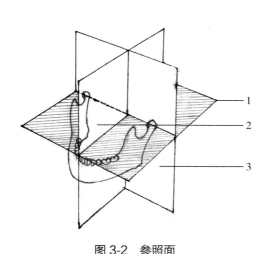

图3-2 参照面
1.水平面 2.矢状面 3.冠状面

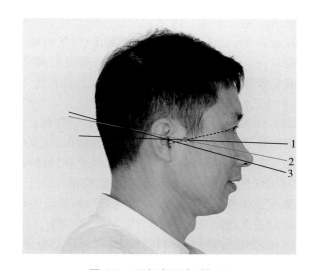

图3-3 面部参照点、线、面
1.眶耳平面 2.经验水平面 3.鼻翼耳屏线
箭头所指处为经验铰链轴点

(二) 参照线

1. 鼻翼耳屏线(Comper's line) 是指从一侧鼻翼中点到同侧耳屏中点的连线(图3-3),该线与𬌗平面近乎平行,与眶耳平面的交角约为15°。牙列缺失后,常参考鼻翼耳屏线来确定𬌗平面,以便恢复牙列和咬合关系。通过两侧鼻翼耳屏线的假想平面被称为Comper平面。

2. 瞳孔连线 为连接两侧瞳孔中心的线。临床医师为患者做面弓转移时,面弓的前臂要与该线平行;为无牙颌患者做颌位关系记录时,𬌗平面板前部与该线平行。

3. 闭唇线 两侧口角的连线,此线在大多数情况下平行于瞳孔连线。闭唇线是无牙颌患者上颌中切牙排牙时的参考标志线,中切牙的切缘超出闭唇线约1mm。

第二节 颌 位

颌位指下颌骨相对于上颌骨或颅骨的位置关系。下颌骨借助于颞下颌关节与颅骨相连,其位置受颞下颌关节、殆、咀嚼肌及中枢神经系统等多个因素的调节和控制。理论上讲,下颌骨相对于上颌骨可以有很多位置关系,其中可重复的、对于临床治疗有重要参考意义且相对稳定的基本颌位有牙尖交错位、后退接触位、下颌姿势位以及与咬合接触关系密切的前伸殆颌位和侧殆颌位。

一、牙尖交错位

(一) 定义

牙尖交错位(intercuspal position,ICP)是指上下颌牙牙尖交错,达到最广泛、最紧密咬合接触时,下颌骨相对于上颌骨或颅骨的位置关系。牙尖交错位决定了患者的垂直距离。因牙尖交错位随着牙尖交错殆的存在而存在,随着牙尖交错殆的变化(如牙齿缺失、磨耗)而变化,也随着牙尖交错殆的丧失而丧失,故又将牙尖交错位称为牙位(图 3-4)。

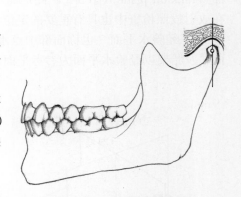

图 3-4 牙尖交错位

(二) 特征

1. 咬合 上下颌牙牙尖交错,达到最广泛、最紧密的咬合接触关系(详见第二章第四节"牙间触点")。

2. 咀嚼肌状态 双侧的升、降下颌肌群收缩对称、有力,作用协调。

3. 髁突的位置 多数人的髁突基本位于下颌窝的中央(这也就意味着有些人的髁突不在下颌窝的正中),此时髁突前斜面、关节盘中间带、关节结节后斜面三者之间保持密切接触。

(三) 功能

牙尖交错位是下颌的重要功能位,是由牙所决定的下颌向上运动的边缘位,一般咀嚼循环的起点和终点都是牙尖交错位。在牙尖交错位实现的牙间接触不仅有利于食物的磨碎和下颌吞咽时的动作稳定性,而且也有利于下颌骨自发地、有明确目标地从任何其他颌位回到牙尖交错位,因为肌肉对重复稳定的位置会形成记忆,而这种记忆可形成所需的引导信号。另外,牙周膜本体感受器的反馈调节,也可使下颌牙沿着上颌牙颊尖舌斜面或舌尖颊斜面的引导,自然、稳定地回到牙尖交错位。牙尖交错位是最易重复的下颌位置,因此牙尖交错位可作为口腔检查、诊断和治疗的基准位。

稳定的牙尖交错位对口颌系统的健康和持久耐用至关重要。对于口颌系统中不存在功能障碍或疼痛感的患者,义齿修复时就没有必要人为地改变其牙尖交错位及髁突位置,重要的是实现牙尖交错殆。

二、后退接触位与正中关系位

(一) 定义

1. 后退接触位(retruded contact position,RCP) 下颌从牙尖交错位开始向后下退少许(约

1mm),后牙牙尖斜面保持部分接触而前牙不接触,同时髁突受颞下颌韧带深层水平纤维的限制不能再往后退,位于关节窝的生理性后退边缘,髁突前斜面 - 关节盘中间带(盘 - 髁复合体)紧贴关节结节后斜面,此时,下颌可做单纯的铰链开闭口运动,下颌相对于上颌的位置称为后退接触位。

2. 正中关系位(centric relation position,CRP)与正中关系(centric relation,CR) 在一定垂直距离下,髁突位于关节窝的最上最前位,关节盘中间带与关节结节后斜面紧密接触,此时髁突相对于上颌骨的位置称为正中关系位。上述定义只表明了髁突在矢状面和水平面的位置,但没有定义下颌张开的程度,也就是说,当髁突处于正中关系位时,下颌可以有多个位置,多个不同的开口度。在这个位置,下颌可做 18~25mm(切点测量)的铰链开闭口运动,所以也有人称为铰链位,该运动范围称为铰链开口度。在铰链开口度的范围内,下颌对上颌的位置关系称为正中关系,髁突前斜面、关节盘中间带与关节结节后斜面保持紧密接触。所以说,正中关系不是一个单一的颌位,而是在铰链开口度范围内下颌对上颌一系列位置的集合,与牙间咬合关系无关。对于无牙颌患者或者需要咬合重建的患者,虽然无法确定其牙尖交错位,但是可借助技术手段寻找其正中关系位。能否正确记录患者的正中关系位对义齿功能的发挥及口颌系统的持久耐用至关重要。

由定义可以看出,后退接触位可视为正中关系的最上位,为咬合接触的位置,殆型可称为后退接触殆。后退接触位多用于自然牙列,正中关系位可用于自然牙列、全口义齿及咬合重建,就髁突位置而言,两者是一个位置。

(二)后退接触位与牙尖交错位的关系

后退接触位与牙尖交错位这两个位置间的关系,可分为协调与非协调两种情况(图 3-5)。

1. 协调关系 有两种情况:约 10% 的人从牙尖交错位不能向后退,后退接触位与牙尖交错位为同一个位置,称为一位;由后退接触位能自如地直向前滑动到牙尖交错位,称为二位,其滑动距离平均为 1mm,两侧后牙均匀对称接触,无偏斜(如有偏斜不超过 0.5mm),称为长正中(long centric)。协调关系属生理性关系。儿童中一位占多数,而成年人多为二位,约占 90%。

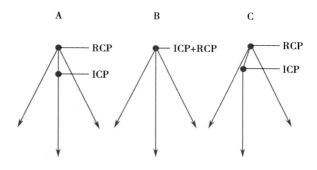

图 3-5 牙尖交错位(ICP)与后退接触位(RCP)

A. 二位;B. 一位(A 和 B 均为协调关系);C. RCP-ICP 殆干扰(非协调关系)

2. 非协调关系 即下颌从后退接触位向牙尖交错位滑动过程中下颌发生偏斜,仅单侧后牙接触,此现象称为 RCP-ICP 殆干扰。非协调关系常会成为颞下颌关节紊乱病的潜在因素。

两个位置间的距离可随年龄的增加、牙齿的生理性磨耗而逐渐增加,并可能使两个位置由不协调关系变为协调关系。咀嚼时的闭口运动,支点在上后方,这样可推动牙齿向前移位,同时又由于邻面接触点的磨耗,牙齿亦逐渐向近中移动,久而久之,就使两者间的距离逐渐增加,RCP-ICP 殆干扰就可能逐渐消除,趋于协调。

(三) 功能

正中关系位是生理性的、稳定的髁突位,重复性较好,借助于技术手段易于找到,与牙无关。当全口牙或多数牙缺失,虽丧失了牙尖交错位,但正中关系位仍存在。义齿修复时,可通过寻找正中关系位,以及正确的恢复垂直距离,便可重新确定咬合关系。

另外,研究显示,在咀嚼较硬的食物或者吞咽时,下颌经常到达后退接触位,说明后退接触位也是一个功能位。牙尖交错位与后退接触位之间的距离为牙尖交错咬合时留下缓冲的余地,当殆力较大时可以通过下颌的后退缓冲殆力,是一种生物力学的保护机制。

三、下颌姿势位

(一) 定义

当人处于直立或端坐状态,不咀嚼、不吞咽、不说话时,升颌肌群轻微收缩以对抗下颌骨所受的重力,此时下颌相对于上颌的位置称为下颌姿势位(mandibular postural position,MPP),也称息止颌位。

(二) 垂直距离与息止殆间隙

垂直距离是指面下 1/3 的高度,在临床上以鼻下点到颏下点的距离表示。有下颌姿势位时的垂直距离与牙尖交错位时的垂直距离之分。临床上,如果没有特别说明,垂直距离一般是指下颌姿势位的垂直距离。

息止殆间隙也称自由间隙,是指下颌姿势位时上下牙列自然分开,上下牙弓之间前大后小的楔形间隙,其大小等于下颌姿势位时的垂直距离与牙尖交错位时的垂直距离之差(图 3-6)。上下切牙间息止殆间隙为 2~4mm,但个体之间存在较大的差异,而且同一个体在不同时期所测量的结果也不一定相同,随头位或体位以及肌肉张力的变化而变化。严格讲,下颌姿势位并非一个位置,而是一个微小的范围,上下方向约 0.5mm,前后方向约 0.3mm。

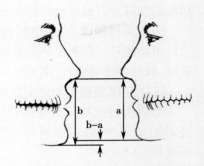

图 3-6　垂直距离与息止殆间隙的测量(息止殆间隙 =b-a)

a. 牙尖交错位时的垂直距离;b. 下颌姿势位时的垂直距离

(三) 功能

下颌姿势位时,上、下牙列自然分开不接触,避免了牙体组织非功能性磨损,同时牙周组织和颞下颌关节组织基本不承受负荷,仅有少量的肌纤维收缩克服重力,多数的肌肉组织可以放松休息,所以下颌姿势位是维护口颌系统健康的颌位。

在临床上,对于无牙颌患者而言,要直接获得牙尖交错位时的垂直距离是不可能的,而下颌姿势位时的垂直距离基本不受牙列缺失与否的影响。用下颌姿势位测得的垂直距离减去息止殆间隙,即可得到牙尖交错位时的垂直距离。一般认为牙尖交错位时的垂直距离可因牙的某些疾病或生理性磨耗而改变,仅在一定时期内保持不变。而下颌姿势位时的垂直距离在人的一生中基本不变,即使牙列缺失数年,也不会受到较大的影响。

头部直立时,下颌姿势位位于自然闭口道上;头后仰时,下颌将后退,并且由于重力作用导致息止殆间隙增大;头前屈时,下颌将前伸,同样由于重力的原因而导致息止殆间隙减小。临床上患者接受治疗时多处于仰卧位状态,头部为后仰,而咀嚼、吞咽等正常功能是在直立或前伸状态下完成的,因而在进行颌位记录、调殆等相关治疗时,应特别注意患者的体位,尤其要将头部调至合适的状态。

四、前伸殆颌位与侧殆颌位

除了上述三个基本颌位,与咬合接触有关的可重复的颌位还包括前伸殆颌位与侧殆颌位。

(一)前伸殆颌位

前伸殆颌位是指上、下前牙保持咬合接触,下颌相对于上颌位于牙尖交错位前方的下颌位置,此时,下颌所有的位置都称为前伸殆颌位。可以重复的前伸殆颌位主要包括对刃颌位与最大前伸颌位。

对刃颌位指下颌向前运动到上、下前牙切缘相对时下颌的位置,是前牙切咬食物时的一个功能性颌位。正常情况下,只有前牙接触,后牙不接触。临床上通过采集对刃颌位记录确定殆架上的前伸髁导斜度。

最大前伸颌位指下颌前伸至最大前伸位并保持咬合接触的位置,此时只有后牙接触,前牙不接触。下颌能否自如达到最大前伸颌位,可反映颞下颌关节、肌肉和韧带的健康状况。

(二)侧殆颌位

下颌保持一侧的尖牙或一组牙接触的同时向该侧移动,运动过程中下颌所有的位置都称为侧殆颌位。具有重复性的侧殆颌位主要包括同名牙尖相对侧殆颌位(简称尖对尖位)与最大侧向颌位。

下颌移向侧称为工作侧,对侧称为非工作侧或平衡侧。生理情况下,工作侧有尖牙保护殆和组牙功能殆两种咬合接触类型,非工作侧无咬合接触。临床上通过采集尖对尖颌位记录确定殆架上的侧方髁导斜度。

下颌向工作侧移动至最大侧向位置称为最大侧向颌位,是下颌侧向运动的极限位。下颌能否自如达到最大侧向颌位,也反映了颞下颌关节、肌肉和韧带的健康状况。

三种基本颌位的定义及生理意义比较见表3-1。

表3-1　三种基本颌位的定义及生理意义

颌位	定义	生理意义
牙尖交错位	牙尖交错位是指上下颌牙牙尖交错,达到最广泛、最密切咬合接触时,下颌相对于上颌或颅骨的位置关系	牙尖交错位作为口腔检查、诊断和治疗的基准位,对口颌系统的健康和持久耐用至关重要
后退接触位	从牙尖交错位开始,下颌还可以向后下移动少许,达到另一个相对稳定的位置,称为后退接触位,它是正中关系范围的最上位,也是侧方运动的起始位置	牙尖交错位与后退接触位之间的距离为牙尖交错咬合留下缓冲的余地,当殆力较大时,可以通过下颌的后退来缓冲殆力,是一种生物力学的保护机制,有利于持久耐用
下颌姿势位	当人处于直立或端坐状态,不咀嚼、不吞咽、不说话时,升颌肌群轻微收缩以对抗下颌骨所受的重力,此时下颌相对于上颌的位置称为下颌姿势位	下颌姿势位是维护口颌系统健康的颌位,是临床上确定无牙颌患者垂直距离的一个参考位

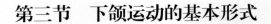

第三节 下颌运动的基本形式

下颌运动的基本形式包括:开闭口运动、前伸和后退运动、侧方和趋中运动、侧方前伸和侧方后退运动。下颌运动受双侧联动的颞下颌关节控制,由于髁突体积明显小于关节窝,因而下颌运动灵活多变。下颌骨可近似看作是一个刚性整体,刚体的一切运动都可分解成转动和滑动两种基本方式。转动是指围绕一个轴所进行的运动,轴可位于旋转物体之中,也可位于旋转物体之外。物体转动时,其上各点的运动幅度和方向都可能不同。滑动是指物体上所有的点同方向、同速度、等距离地进行运动。多数情况下,下颌运动是上述两种基本运动方式的混合。

一、开闭口运动

(一) 开口运动

正常情况下,开口时两侧颞下颌关节的运动是对称的,无弹响,无疼痛。开口型:从正面观下颌下降时颏点运动的方向呈"↓",无偏斜。可将开口运动分为以下三个阶段,即小开口运动、大开口运动和最大开口运动。开口运动过程中,下颌颏部向下后方运动,动力主要来自舌骨上肌群。髁突向前下运动,动力主要来自翼外肌下头。

1. 小开口运动 从后退接触位开始,下颌切牙向后下方运动 18~25mm,在此范围内,髁突仅做单纯的转动,也称为铰链运动。两侧髁突旋转中心的连线称为铰链轴(hinge axis)。小开口运动发生在关节下腔,此时关节盘基本不动。

2. 大开口运动 切牙处,下颌下降超出铰链运动范围,髁突不仅有转动,同时还进行滑动。因此,大开口运动是转动和滑动两种运动方式相结合的运动。转动发生在关节下腔,髁突在关节盘下旋转;滑动发生在关节上腔,髁突与关节盘一起沿着关节结节后斜面滑行至关节结节前下方。髁突向前下移动距离约为 10mm。

3. 最大开口运动 打哈欠时的运动就是一种典型的最大开口运动。最大开口度为40~60mm。最大开口运动时,髁突仅转动而不再滑动。运动发生在关节下腔,开口运动达到最大限度。此时,颞下颌韧带、蝶下颌韧带和茎突下颌韧带同时被拉紧以限制髁突过度移动。

(二) 闭口运动

闭口运动基本上是与开口运动相反方向的运动,下颌再次回到牙尖交错位。颞肌、咬肌及翼内肌收缩,牵引下颌向前上方运动,翼外肌上头收缩,牵引关节盘向前旋转,使关节盘、髁突相对位置稳定。

二、前伸咬合运动

下颌从牙尖交错位沿上颌切牙舌面向前下方运动,到达上下切牙切缘相对的位置,称为前伸咬合运动,是前牙切咬食物的主要功能运动。由切缘相对的位置,下颌可进一步向前运动(多伴有向上的运动),即到达最大前伸位。此时双侧髁突与关节盘一起沿关节结节后斜面向前下方滑动,运动发生在关节上腔。下颌前伸时,翼外肌下头牵引髁突向前下滑动,咬肌和翼内肌的部分纤维也参与前伸运动。下颌返回牙尖交错位时,颞肌后束和二腹肌收缩,牵引下颌向后运动,翼外肌上头收缩,稳定关节盘的位置。

三、后退咬合运动

多数情况下,下颌从牙尖交错位沿后牙牙尖斜面的引导,还能少许后退,到达后退接触位。运动范围约为1mm。后退咬合运动过程中,颞肌后束和二腹肌收缩,牵引下颌继续向后运动,翼外肌上头收缩,稳定关节盘的位置。

四、侧方咬合运动和趋中运动

下颌从牙尖交错位开始向一侧运动,并保持该侧部分上下颌牙接触,至上下尖牙牙尖相对或后牙颊侧同名牙尖相对的位置;或从上下后牙颊侧同名牙尖相对的位置返回到牙尖交错位的运动,称为侧方咬合运动,是尖牙撕裂食物和后牙咀嚼食物的主要功能运动,是一种不对称的下颌运动。下颌偏向的一侧为工作侧,而另一侧为非工作侧。在下颌进行侧方运动时,非工作侧牙趋近下颌的中线,称非工作侧的下颌运动为趋中运动(即趋向中线的运动)。侧方咬合运动过程中,工作侧髁突受同侧颞肌后束的牵引,同侧翼外肌上头收缩,以稳定关节盘的位置。非工作侧翼外肌下头和翼内肌收缩,使髁突滑向前、下、内。返回牙尖交错位的动力主要来自非工作侧的颞肌和咬肌的收缩。

第四节 下颌运动的记录

一、标志点与观测面

对下颌运动做定量研究时,需要确定标志点和观测面,通过描记标志点的运动轨迹来测量分析下颌的整体运动。目前常用的标志点有髁点、切点等,观测面为水平面、矢状面、冠状面。

1. 切点 指下颌中切牙的近中邻接点。它位于下颌前部,容易标记,而且距离下颌旋转轴较远,运动幅度大,利于观察。

2. 髁点 髁突在活体无法直接观测,因此临床常采用铰链轴点作为观测点。髁突铰链轴是一条穿过两侧髁突的假想轴。当下颌做小范围(小于10mm)开闭口运动时,髁突沿此轴转动(铰链运动),铰链轴作为转动轴可以重复确定。铰链轴穿过皮肤的投射点即为铰链轴点。铰链轴点需要在受测试者的头部固定复杂的运动面弓,并在测试者做铰链运动的过程中测出,定位相对准确,误差较小,是目前最常用的下颌运动标志点。

3. 旋转轴与观测面 在下颌进行侧方运动时,非工作侧的髁突滑向前下内,工作侧的髁突则绕多个轴旋转,且这几个轴是互相垂直的。一般以左右的水平横轴为Y轴,前后的水平纵轴为X轴,上下垂直轴为Z轴(图3-7)。

(1) 铰链轴(Y轴):侧方运动时伴随着少许开口运动,因此工作侧髁突应绕着铰链轴旋转。

(2) 前后水平纵轴(X轴):由于非工作侧髁突滑向内下,因此工作侧髁突应绕着前后水平纵轴旋转。

(3) 垂直轴(Z轴):由于非工作侧髁突滑向前内,因此工作侧髁突应绕着垂直轴旋转。

X-Y为水平面,Y-Z为冠状面,X-Z为矢状面。为研究下颌的整体运动,需要测量标志点在三个观测面的运动轨迹,再根据结果进行分析。

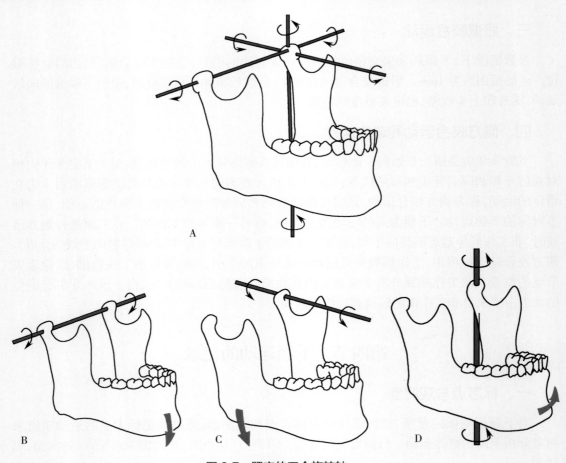

图 3-7 髁突的三个旋转轴

A. 髁突的三个旋转轴互相垂直；B. 铰链轴（Y 轴）；C. 前后水平纵轴（X 轴）；D. 垂直轴（Z 轴）

二、记录方法

早期采用机械描记的方法，又称运动面弓，操作技术比较复杂，测试结果与使用者的熟练程度有关。目前常用电子测量的方法研究下颌运动。它是利用各种传感器系统，将信号源固定在下颌，接收器固定于头部。下颌运动时，信号源连续发出信号，接收器接收到信号后将其转换为数字信号，在电子仪器上显示下颌的运动轨迹，描记结果更接近生理状态。电子记录法主要包括以下几类：电子描记仪、光电技术描记仪、磁电技术描记仪和超声波技术描记仪（详见第四章第一节）。

三、髁点的运动轨迹

（一）前伸运动

前伸运动是两侧髁突的对称性运动，发生在关节上腔。下颌前伸时，髁突和关节盘沿关节结节后斜面向前下方滑动。髁突在水平面内向前运动，方向平行于矢状面（图 3-8）。在矢状面观察，髁突向前下方滑行，其轨迹称为前伸髁道。真正的髁突运动轨迹是曲线形的，为简化研究,把髁突运动的起点和前伸 3mm 的点作连线,以此代表前伸髁道。前伸髁道与参考平面的夹角 α 称为前伸髁道斜度。参考平面可以是眶耳平面或 Comper 平面等(图 3-9)。影响前伸髁道斜度的因素较多,如关节结节后斜面的倾斜度,髁突顶部、关节盘的形态,关节囊和关节韧带的紧张度、弹性,咀嚼肌的收缩,殆因素等。因此,前伸髁道斜度有一定的生理可变范围,但变化范围是有限的。临床上应准确记录患者的前伸髁道斜度,并转移至殆架上。义齿咬合面形态及纵殆曲线的曲率与此数据密切相关。

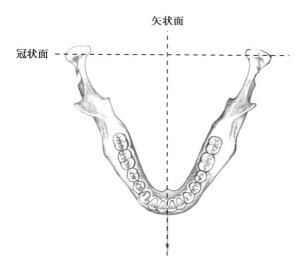

图 3-8　水平面观察髁突前伸运动轨迹(蓝色箭头)

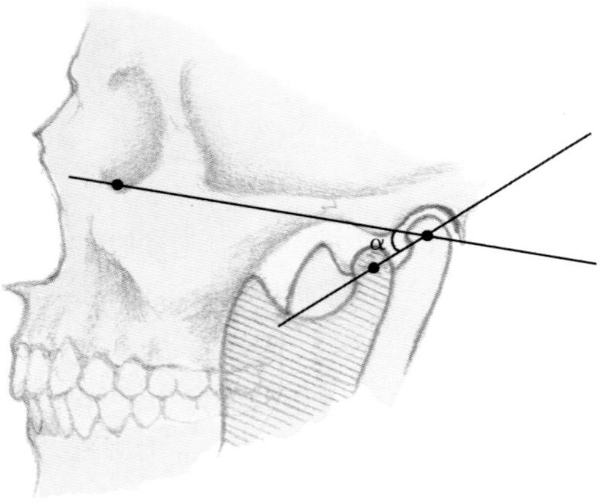

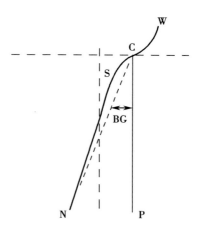

图 3-9　角 α 为前伸髁道斜度(矢状面)

(二)侧方运动与趋中运动

下颌做侧方运动时,两侧髁突的运动是不对称的。工作侧髁突以转动为主,同时有少许外移;非工作侧的髁突滑向前下内。需从水平面和矢状面进行观察。

1. 水平面　下颌向右侧运动时,左侧髁突为非工作侧。如图 3-10 所示,左侧髁突沿 C-N 弧滑行,C-N 弧是非工作侧髁突的运动轨迹,称为非工作侧髁道。C-P 为前伸髁道,C-N 连线与 C-P 之间的夹角 BG 为非工作侧侧方髁道斜度,又称 Bennett 角,一般不超过 20°。Bennett 角与牙尖高度、横殆曲线的曲率及殆面沟嵴的走行方向有关,是一个与咬合面形态关系密切的重要数据。下颌向左侧运动时,左侧髁突为工作侧,转动的同时沿 C-W 向后外侧移动,C-W 弧是工作侧髁突的运动轨迹,称为工作侧髁道。C-W 连线与冠状面之间的夹角为工作侧髁道斜度。这一角度偏前可至 15°,偏后可至 40°,多数人偏后。

如图 3-11 所示,下颌做侧方运动时,工作侧髁突并非在 W_1 原地转动,而是向 W_2 即整个下颌偏移的方向移动。这种下颌在侧方运动时整体向工作侧滑行的现象称为侧移,又称 Bennett 运动。从 W_1 到 W_2,髁突可直向外或略偏上、

图 3-10　工作侧髁道(C-W)与非工作侧髁道(C-N)在水平面的投影

CP:前伸髁道;BG:Bennett 角

下、前、后,其范围在一个顶部锥度约为 60° 的圆锥形空间范围内,圆锥略向后倾斜,高度约为 3mm(图 3-12)。

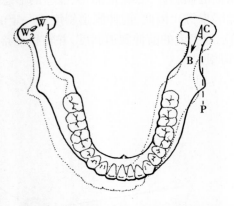

图 3-11 下颌向右侧运动时髁突运动轨迹在水平面的投影

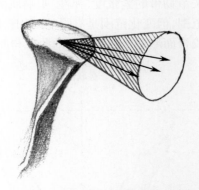

图 3-12 Bennett 运动范围

Bennett 运动可均匀的发生,也可在开始运动阶段较迅猛的出现。Guichet 根据非工作侧髁突向前内运动的最初 4mm 中侧移发生的比例将它们分为迅即侧移、早期侧移、散布侧移和渐进侧移四种类型(图 3-13)。

迅即侧移:下颌侧方运动初期发生的双侧髁突同时向工作侧位移的现象,也就是说,在非工作侧的髁突向前下内运动之前,整个下颌会进行一种平行于铰链轴的运动,完成侧移。

早期侧移:非工作侧髁突在向前内运动的最初 2~4mm 完成侧移,约 20% 的人为这种类型。

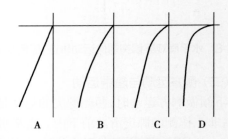

图 3-13 侧移的四种类型
A.渐进侧移;B.散布侧移;C.早期侧移;
D.迅即侧移

散布侧移:非工作侧髁突在向前内运动的最初 2~4mm 完成侧移,与早期侧移不同的是侧移过程均匀发生,大部分人为这种类型。

渐进侧移:非工作侧髁突向前内滑行的过程中成比例地、逐渐地发生侧移,这种类型少见。

𬌗关系良好的成年人侧移幅度较小,多在 2mm 以内。关节囊松弛时常表现为侧移量过大。

2. 矢状面 非工作侧髁突向前、下、内运动的轨迹在矢状面的投影 C-N 在前伸髁道 C-P 的下方,两者之间的夹角,称为 Fisher 角(图 3-14)。当非工作侧髁道斜度大于前伸髁道斜度,前者居于后者下方时,Fisher 角为正

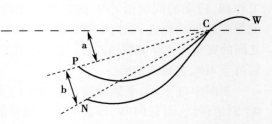

图 3-14 髁突的运动轨迹在矢状面的投影
a:前伸髁道斜度;b:Fisher 角

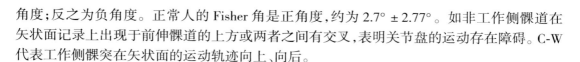

角度;反之为负角度。正常人的 Fisher 角是正角度,约为 2.7°±2.77°。如非工作侧髁道在矢状面记录上出现于前伸髁道的上方或两者之间有交叉,表明关节盘的运动存在障碍。C-W 代表工作侧髁突在矢状面的运动轨迹向上、向后。

四、切点的运动轨迹

(一)切点的边缘运动轨迹

边缘运动为下颌向各个方向所能做的最大范围的运动。它代表下颌、颞下颌关节及其韧带和咀嚼肌的功能潜力。日常生活中的咀嚼、言语等功能性运动,均包含在边缘运动轨迹的范围内。

1. 边缘运动在矢状面的投影 即 Posselt 图(图 3-15)。图中 RCP 为下颌后退接触位,ICP 为牙尖交错位,F 为最大前伸位,R 为下颌姿势位,E 为最大开口位,B 为正中关系界,h 为习惯性开闭口运动轨迹。①边缘运动的上缘为 RCP-ICP-F;②边缘运动的前界为 F-E;③边缘运动的后界为 RCP-B-E。

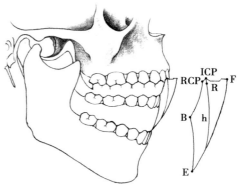

图 3-15 下颌边缘运动,切点轨迹在矢状面上的投影

2. 边缘运动在水平面的投影 如图 3-16 所示:呈四边形,后方的两边构成哥特式弓,顶点为后退接触位,临床可用哥特式弓描记法获取正中关系位。

3. 边缘运动在冠状面的投影 如图 3-17 所示:图中 ICP 为牙尖交错位,L、R 为左、右侧运动最大限度,E 为最大开口位。图形的上界受牙齿解剖形态、咬合类型及磨耗程度的影响。牙齿严重磨耗者,上界相对平缓。垂直开口度和侧移开口轨迹受关节、肌肉、韧带功能的影响,个体差异较大。

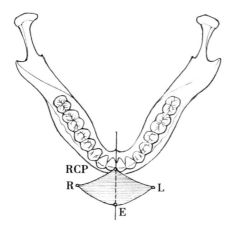

图 3-16 下颌边缘运动,切点轨迹在水平面上的投影

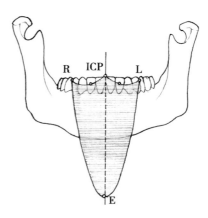

图 3-17 下颌边缘运动,切点轨迹在冠状面上的投影

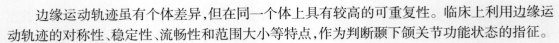

边缘运动轨迹虽有个体差异,但在同一个体上具有较高的可重复性。临床上利用边缘运动轨迹的对称性、稳定性、流畅性和范围大小等特点,作为判断颞下颌关节功能状态的指征。

(二) 切道斜度与切导

在下颌前伸运动过程中,下颌切牙的运动轨迹与参考平面(如眶耳平面)所形成的夹角称为切道斜度,正常约为 45°~60°。切道斜度通常与上颌切牙舌面的倾斜度一致,与覆𬌗呈正比,与覆盖呈反比。切道斜度反映了前牙对下颌前伸、侧方运动的引导和控制。切道与颞下颌关节、肌肉之间建立起一种平衡和谐的关系,当下颌前伸时,保证后牙及时脱离咬合,实现运行顺畅。前牙修复时不可轻易改变患者的切道斜度,否则可能会造成医源性疾患,如颞下颌关节、肌肉的疼痛。因此开始治疗前,应把患者的切道斜度转移到𬌗架上。

𬌗架的切导是对切道的机械模拟。复杂的𬌗架不仅有切导,还有尖导(又称前侧导),尖导模拟上下颌尖牙对下颌侧方运动的控制。切导与尖导统称为前导。在可调式𬌗架上,用切导盘来调节切导与尖导的角度。

(三) 咀嚼周期与𬌗运循环

咀嚼运动是在神经系统的支配下,通过咀嚼肌的收缩与舒张,使颞下颌关节、颌骨、牙及牙周组织产生的节律性运动,同时有唇、颊、舌参与其中。咀嚼运动有一定的程序和重复性,称为咀嚼周期。每个周期可分成几个连续的阶段:

1. 开口阶段 以下颌下降为起始,以便接纳食物。
2. 侧移阶段(或前伸阶段) 此时下颌移向工作侧或前伸,以便咬紧食物。
3. 闭口阶段 下颌上升至牙尖接触或切缘相对,以便切断或穿透食物,但并未将其磨碎。
4. 磨碎阶段 下颌进入磨细食物阶段,下颌颊尖颊斜面沿上颌颊尖舌斜面滑行,食物在𬌗力作用下被磨碎,直至下颌回到牙尖交错位。此时下颌运动不仅受肌肉和颞下颌关节的控制,也受牙的𬌗面形态的引导。从上下牙颊尖相对到颊舌尖分开,这一过程才是真正的咀嚼运动,其余的均为准备动作。

前牙的切割和后牙的磨碎是一个连续、重复的过程。前牙周而复始地做切割运动,称为前牙的𬌗运循环;后牙周而复始地捣碎、磨细食物,称为后牙的𬌗运循环。食物性状对后牙运动有影响,当食物较韧时,下颌后牙颊尖舌斜面往往还要从中央窝沿上颌后牙舌尖颊斜面向舌侧再滑行约至牙尖斜面的一半,甚至多次反复,这时磨细的作用最大,牙齿受力也最大。食物碎断之后,上下牙即行分开。前牙切咬下的食物被送至后牙反复捣碎磨细,直至形成食团吞咽入胃。在吞咽过程中,下颌到达一个稳定的位置,上下牙之间发生咬合接触。

第五节 下颌运动的导向

导向是口颌系统相关元素(颞下颌关节、肌肉、牙等)对下颌运动方向与范围的引导、控制,它反映了口颌系统各元素之间的相互影响。对咀嚼运动而言,导向的目的是实现上下牙列的选择性接触。

一、下颌运动的导向因素

下颌运动由三个导向因素来控制,它们分别为:

1. 颞下颌关节的导向 是指颞下颌关节对下颌运动的控制。髁突运动既受关节结节后斜面与关节窝内侧壁的引导，也受关节盘和关节韧带的制约。简要地说，下颌运动受到关节解剖结构的限制。

2. 神经、肌肉的导向 肌肉是下颌运动的动力组织，依靠神经系统的调节使下颌产生各种运动。肌肉对于多次重复的动作可产生记忆效应，可自发地收缩与舒张，使下颌沿着固定轨迹运动。这种"神经-肌肉引导机制"可使咬合动作以固定模式协调进行，实现省力高效。如果𬌗发生改变（如义齿修复），下颌的运动轨迹亦随之发生变化，首先会扰乱肌肉的记忆模式。通过神经反馈调节，肌肉逐渐产生适应性改变，然后形成新的记忆模式。但是如果𬌗的改变超出了肌肉的适应能力，则会引起神经-肌肉功能紊乱。

3. 牙的导向 取决于对颌牙的空间分布排列情况。上颌前牙舌面、下颌前牙切缘及后牙的𬌗面被称为咬合的功能面，其形态对咀嚼运动的方向和范围起着重要的引导作用。下颌前伸时，后牙应脱离咬合接触；侧方运动时，非工作侧的牙齿应脱离咬合接触。只有这样，才能保证下颌运动的顺畅。有研究表明，当后牙脱离咬合的瞬间，升颌肌群的收缩力量大幅度降低，从而减小颞下颌关节与前牙的受力，保护两者健康。牙齿咬合面的形态应与颞下颌关节的形态协调一致，以实现选择性咬合接触。

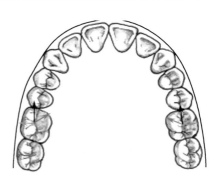

下颌做咀嚼运动时，后牙支持尖在对颌牙的𬌗面上形成各个方向运动轨迹的平面投影。前伸运动投影在上颌指向近中，在下颌则指向远中，方向平行于矢状面，称为前伸道；工作侧的侧方运动投影在上颌指向近中颊侧，在下颌指向远中舌侧，方向平行于颊沟或舌沟，称为工作道；非工作侧的趋中运动投影在上颌指向近中舌侧，在下颌指向远中颊侧，方向与𬌗面相应沟的方向一致，称为滑行道（图3-18）。

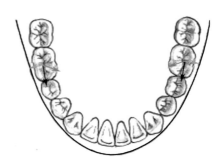

总之，各个牙尖离开或回到牙尖交错位的方向必须与对颌牙相应沟的方向一致。另外，在咀嚼周期的磨碎阶段，靠近牙尖交错位时，后牙所有的向心性斜面都对下颌运动起导向作用，引导下颌回到牙尖交错位。牙面产生的导向轨迹应是线性的、均匀的、不间断的。随着牙齿的不断磨耗，导向轨迹逐渐变成面式，导向轨迹越宽，下颌运动的稳定性越好，但是义齿修复时，导向轨迹应尽可能做成线性的，否则易产生𬌗干扰。这是由于天然牙磨耗形成的导向轨迹是与下颌运动方向协调一致的曲面，其精度靠人工无法达到。

图3-18 𬌗面上显示的前伸道、工作道、滑行道

黑色箭头：前伸道 蓝色箭头：工作道
绿色箭头：滑行道

二、下颌运动的导向方向与范围

口颌系统功能的发挥依靠下颌的各种运动来实现。所谓个性化的下颌运动实际上表现为运动方向和范围的差异。这两个因素受导向结构的控制，与颞下颌关节及咬合面的形态关系密切。义齿只有恢复正确的导向，才能确保下颌运行顺畅、省力高效、持久耐用。

（一）方向

下颌运动的导向方向是指下颌运动的方向,用下颌在三个观测面的运动角度来表示。

1. 矢状面　从矢状面观察,下颌前伸的方向向前、向下,其角度与两个数据有关:前伸髁道斜度和切道斜度。这两个角度越大,下颌前伸时下降的距离就越大,为避免克里斯坦森间隙过大,降低咀嚼效率,则后牙牙尖较高,纵𬌗曲线的曲率较大(图3-19,图3-20)。牙尖高度及纵𬌗曲线的曲率与矢状面的角度呈正相关。同时,在矢状面上还可以观测到Fisher角。Fisher角越大,下颌做侧方运动时,非工作侧下降的距离就越大。因此,Fisher角与牙尖高度及纵𬌗曲线的曲率也呈正相关。在𬌗架上模拟侧方运动时,应在非工作侧的前伸髁导斜度上加上Fisher角,否则制作出的义齿非工作侧𬌗间隙过大,咀嚼效率降低。

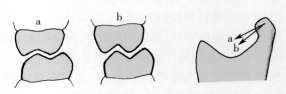

图3-19　前伸髁道斜度与相应的牙尖高度

当存在相同的前牙引导条件时,前伸髁道斜度越大(b>a),则牙尖高度越大

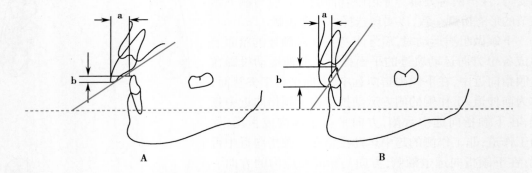

图3-20　切道斜度与相应的牙尖高度

(蓝色线为切道,红色虚线为参考平面,a:覆盖,b:覆𬌗)

A. 切道斜度小,尖低窝浅;B. 切道斜度大,尖高窝深

2. 冠状面　从冠状面观察,下颌做侧方运动时,其方向与三个角度数据有关:工作侧髁突在冠状面的运动方向、Bennett角及尖导。尖导为侧方运动时下颌尖牙的牙尖沿上颌尖牙的舌面滑行至尖尖相对时,下颌尖牙运动起点与终点的连线和参考平面之间的夹角,角度越大,尖导角度越大。工作侧髁突如果向外上运动,非工作侧后牙区的克里斯坦森间隙减小,为避免𬌗干扰,后牙牙尖应低平,横𬌗曲线的曲率较小。工作侧髁突如果向外下运动,非工作侧后牙区的克里斯坦森间隙加大,后牙牙尖应高大,横𬌗曲线的曲率较大(图3-21)。冠状面观察,如果Bennett角较大,非工作侧后牙区的克里斯坦森间隙越小,后牙牙尖应低平,横𬌗曲线的曲率较小。即工作侧的牙尖高度及横𬌗曲线曲率与Bennett角呈负相关。如果尖导角度较小,非工作侧后牙区的克里斯坦森间隙减小,同理,后牙牙尖应低平,横𬌗曲线的曲率较小。即非工作侧的牙尖高度及横𬌗曲线曲率与工作侧的尖导呈正相关。

3. 水平面　从水平面观察,下颌做侧方运动时,方向向工作侧、向前,其角度与两个数据有关:工作侧髁突在水平面的运动方向和Bennett角。它们与前牙舌面横向曲率及后牙𬌗面工作道与滑行道的方向有关。工作侧髁突如果只是转动，则 Bennett 角较小；工作侧髁突如果向外侧移，则 Bennett 角较大。Bennett 角越大，前牙向工作侧转动的距离越长，为避免前牙区出现殆干扰，舌面窝应做得稍深一些，即前牙舌面窝的横向曲率与 Bennett 角呈正相关（图 3-21）。Bennett 角越大，上颌牙的运动轨迹越偏向远中，下颌牙的运动轨迹越偏向近中（图 3-22）。

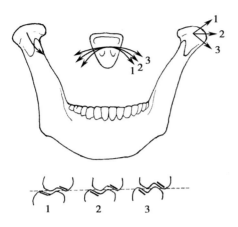

图 3-21　工作侧髁突运动方向对前牙舌面曲率和后牙尖斜度的影响

1.工作侧髁突的移动方向为外上方　2.工作侧髁突的移动方向为外侧方　3.工作侧髁突的移动方向为外下方

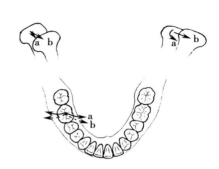

图 3-22　Bennett 角对上颌工作道和滑行道的影响

a：工作侧髁突只是转动，Bennett 角较小；

b：工作侧髁突向外侧移，Bennett 角较大

（二）范围

下颌运动的范围是指下颌在三维空间的运动距离。可通过记录髁点或切点的运动轨迹测量出具体的数值。颞下颌关节、肌肉控制下颌极限运动的范围，而覆殆、覆盖则限定了咀嚼运动的范围。覆盖限定了咀嚼运动中牙导向的水平距离，而覆殆限定了咀嚼运动中牙导向的垂直距离。

三、制约咬合面形态的因素

咬合功能面包括后牙殆面与上前牙的舌面及下前牙的切缘。前牙舌面曲率有大有小，后牙殆面牙尖的位置、高度、窝沟的深度、方向、嵴的方向等变化，使得咬合面形态各异。

根据前面所学习的导向结构之间的相互关系，可把制约咬合面形态的因素分为三类：后方决定因素（颞下颌关节）、中间决定因素（殆平面与殆曲线、咬合面形态）和前方决定因素（前牙舌面曲率、覆殆、覆盖）。下颌做前伸与侧方运动时，前牙与颞下颌关节协调配合，共同发挥导向作用，后牙排列特征与前后因素协调一致，保证后牙及时脱离咬合接触，实现运行顺畅。制约因素与咬合面形态之间的关系见表 3-2。

表 3-2　不同决定因素（参数）对咬合面形态的影响

	参数的变化	对咬合面的影响
后方决定因素		
关节结节后斜面	较陡，前伸髁道斜度较大	后牙牙尖较高
	较平，前伸髁道斜度较小	后牙牙尖低平

续表

	参数的变化	对咬合面的影响
关节窝内壁允许髁突侧移	较多，Bennett 运动幅度较大、Bennett 角较大	后牙牙尖低平，前牙舌面窝较深
	较少，Bennett 运动幅度较小、Bennett 角较小	后牙牙尖较高，前牙舌面窝较浅
髁突间距	大	工作道与滑行道之间的夹角较小
	小	工作道与滑行道之间的夹角较大
前方决定因素		
前牙覆盖	大	后牙牙尖低平
	小	后牙牙尖较高
前牙覆𬌗	大	后牙牙尖较高
	小	后牙牙尖低平
中间决定因素		
𬌗平面与前伸髁道的夹角	大	后牙牙尖较高
	小	后牙牙尖低平
纵𬌗曲线与横𬌗曲线的曲率	大	后牙牙尖低平
	小	后牙牙尖较高

第六节 动 态 𬌗

　　义齿修复时，首先必须建立正确的静态𬌗，这是修复成功的基础。但是，咀嚼食物是一个动态过程：首先下颌前伸切断食物，然后做侧方以及侧方前伸运动，使后牙磨碎食物。因此，还必须了解牙齿在偏离牙尖交错位，做各种功能运动时，牙齿间的接触关系会发生哪些变化。这种运动状态下的咬合接触规律，即为动态𬌗规律。

　　无论是静态𬌗还是动态𬌗，最终都要达到生理𬌗。所谓"生理𬌗"是指咀嚼过程中不会对牙体、牙周、颞下颌关节和肌群造成病理性改变。对动态𬌗而言，其特点是前牙和后牙交替式地工作，并非所有牙齿的咬合面同时接触，是一种选择性咬合接触。𬌗曲线恰当的曲率与实现选择性咬合接触关系密切。

　　咀嚼总是从目标功能位开始，因此其他部位的牙齿应脱离咬合，以免产生𬌗干扰。对刃颌位与尖对尖颌位都可视为目标功能位。例如，为了咬断食物，下颌前伸至对刃颌位，前牙产生切咬接触，而后牙脱离咬合接触。咬断食物后，"切牙和尖牙对下颌运动的导向功能"替代了颞下颌关节的导向作用。导向的目的是让下颌从目标功能位顺利返回牙尖交错位。

　　根据选择性咬合接触特点的不同，将动态𬌗分为三种类型：前牙导向𬌗、组牙功能𬌗及双侧平衡𬌗。

一、前牙导向𬌗

　　下颌进行功能运动时仅靠前牙来实现导向，称为前牙导向𬌗。此时只有前牙接触，上下后牙脱离咬合,既可保护后牙免受不必要的𬌗力,又能减小运动时的阻力,实现持久耐用、运行顺畅。

前牙导向𬌗分为两种类型:一种是当下颌进行任何功能运动时,后牙立刻脱离咬合而依靠前牙来实现导向;另一种是下颌必须首先脱离牙尖交错位,牙尖斜面间滑动 0.5~1.0mm 的距离,直至上下颌前牙发生接触而产生导向作用。

前牙导向𬌗包括前伸导向𬌗与侧方导向𬌗。当下颌进行前伸运动时,下前牙的切缘沿着上前牙的近远中边缘嵴向前下滑行。理想状态是下颌前牙同时与六个上颌前牙接触(图3-23),在达不到理想状态下,也应保证至少与两个上颌中切牙接触。当下颌进行侧方运动时,下颌尖牙的远中唇斜面沿着上颌尖牙的近中舌斜面滑行,此时尖牙独自起导向作用,又称尖牙保护𬌗(图3-24)。尖牙保护𬌗一般多见于青壮年。

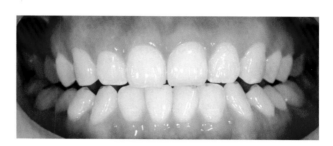

图 3-23 前牙导向𬌗(前伸导向)

前牙的牙周感受器比后牙的牙周感受器具有更高的灵敏度,因此前牙具有天生的导向能力,它可以防止前牙因承受过大的𬌗力而松动。为了不妨碍这种较高的感觉灵敏度,修复时尽量不要在前牙上制作联冠。

前牙导向𬌗适用于天然牙列、固定义齿以及可摘局部义齿修复,不适用于全口义齿。

二、组牙功能𬌗

侧方运动时,工作侧有一对或一对以上牙齿同时接触,非工作侧牙齿不接触,称为组牙功能𬌗。此时,下颌尖牙的远中唇斜面沿着上颌尖牙的近中舌斜面滑行,下颌后牙颊尖的远中颊斜面沿着上颌后牙颊尖的近中舌斜面滑行,非工作侧牙齿不接触,以免产生𬌗干扰(图3-25),影响下颌运行顺畅;同时也可免受不必要的𬌗力。

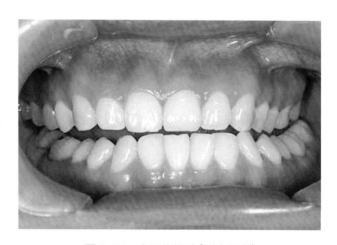

图 3-24 尖牙保护𬌗(侧方导向)

随着年龄的增长以及牙齿的磨耗,组牙功能𬌗的比例逐渐增大。中老年人多为组牙功能𬌗。

当技师为此类患者进行义齿制作时,应先分析患者的动态𬌗类型。如

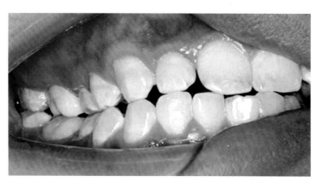

图 3-25 组牙功能𬌗

果是组牙功能𬌗,则不应改为尖牙保护𬌗,否则可能导致尖牙修复体崩瓷或基牙松动。正确的设计方案是:侧方运动时,工作侧尖牙与前磨牙同时发生导向,其余后牙咬合强度从前磨牙到第一磨牙逐渐下降;非工作侧后牙则完全脱离咬合。

如果尖牙是种植义齿或桥体,也应设计为工作侧尖牙与前磨牙一起承担侧方导向功能。

三、平衡𬌗

在前伸运动中,前牙接触的同时,双侧后牙保持一点或多点接触,称为前伸平衡𬌗。侧方运动中,工作侧和非工作侧同时有𬌗接触,称为侧向平衡𬌗,其非工作侧称为平衡侧(图3-26)。在全口义齿的咬合设计中,由于固位和稳定的需要,应设计为平衡𬌗。

在天然牙中几乎不存在平衡𬌗,即使牙弓经过了严重磨损,非工作侧的牙列间也会存在较小的间隙。除非承受较大的功能负荷时,由于下颌体发生了弹性变形,非工作侧才能发生牙间接触的现象。因此,平衡𬌗不适用于天然牙弓或固定义齿修复。在全口义齿修复中,为了保证义齿在空载运动与咀嚼运动时的稳定性,应采用平衡𬌗。无牙颌患者丧失了牙周膜上的本体感受器,因此,平衡侧的𬌗接触不会发送干扰信号到大脑,同时义齿下方起支持作用的黏膜组织具有一定程度的弹性,允许义齿少许下沉以适应平衡侧的𬌗接触。这样既可以防止义齿摆动,又避免了神经干扰信号的存在,不会加重咀嚼肌的负荷。

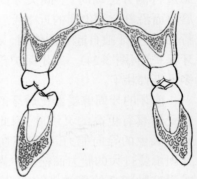

图 3-26 侧向平衡𬌗时,工作侧与平衡侧后牙均有𬌗接触

第七节 目 标 𬌗

咬合关系不良会直接影响口颌系统中各元素间的协同工作,而且往往是引起功能紊乱的原因。为了避免出现类似情况,我们提出"目标𬌗"的概念供口腔医师和技师参考,目标𬌗可使口颌系统中各相关组织受力最小化。目标𬌗具有以下特征:

一、轴向受力

牙尖交错位时,各牙受力方向应尽可能平行于牙体长轴,即轴向受力。

应当分别确定上颌牙和下颌牙的最佳咬合接触状态。在检查牙尖交错𬌗时,如发现𬌗触点不符合要求,则应适当调整𬌗触点位置,直至所有牙都能处于最佳的受力状态。牙冠形态既能预防龋齿、保护牙周组织健康,又要注意使其𬌗面颊舌径仅为牙冠颊舌径的一半,以便支持尖的位置更加靠近牙体长轴。

二、同时性接触

当下颌闭合至牙尖交错位时,上下牙间应尽可能实现同时接触,以保证𬌗力均匀分散。应避免存在早接触点。下颌处于牙尖交错位时,如果存在早接触点,则该处受力过大,

可能损害该牙的牙周健康；另外，下颌会从早接触点滑行至相对稳定的位置，滑行方向是不可控制的，可能导致肌肉功能紊乱。

三、稳定的牙位

应建立"尖-窝接触"或者"尖-边缘嵴接触"的咬合接触方式，以防牙伸长、倾斜或扭转。至于设计多少个𬌗触点才能使牙稳定于其位置上，尚无统一意见。一般而言，磨牙上应有 5~9 个𬌗触点，前磨牙上应有 3~5 个𬌗触点。这些𬌗触点必须是点式的，而不是面式的。在制作蜡型时，邻面触点的正确成形对牙位的稳定也具有重要意义。

四、尖牙导向𬌗与组牙功能𬌗

当下颌进行侧方运动时，下颌尖牙沿上颌尖牙的舌面滑动，与此同时所有其他牙立刻脱离咬合，以免产生𬌗干扰。

如果尖牙的牙周组织已受损，则应设计为组牙功能𬌗。工作侧后牙与尖牙一起发挥导向作用，滑动触点必须是均匀且线形的。越接近牙弓后端，则咬合接触强度应越低。应避免只让处于肌力最强大区域的磨牙来承担导向任务。

五、平衡侧无𬌗触点

对于局部义齿而言，平衡侧（即非工作侧）不应产生𬌗触点。如果局部义齿的平衡侧存在𬌗触点，则会刺激牙周膜的感受器而引起口颌系统功能紊乱，进而对颞下颌关节和牙周组织造成严重损伤。这与全口义齿不同，后者依靠这类𬌗触点来保证义齿的平衡与稳定。

六、前牙区的组牙导向

当下颌进行前伸运动时，所有前牙可起到均匀的导向作用，或者至少两个中切牙起导向作用。

当下颌进行侧方运动时，中切牙、侧切牙及尖牙共同起导向作用。与组牙功能𬌗相比，参与导向的牙位置更靠前，对后牙起保护作用更明显。

前牙起导向作用时，后牙脱离咬合；而在牙尖交错位时，前牙应稍许脱离咬合或者承受远小于后牙区的𬌗力（轻咬合）。

小结：

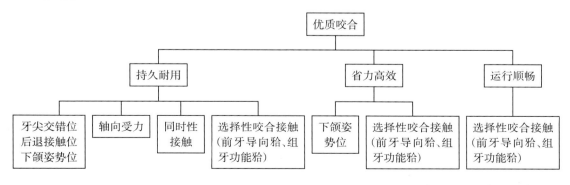

（原双斌　贺志芳）

第四章　优𬌗义齿

牙齿的𬌗面形态与颞下颌关节结构及运动有着千丝万缕的联系。前牙舌面,后牙牙尖高度、斜度、方向,𬌗面窝的深浅等均由关节窝前斜面和内侧斜面形态所决定。个性化𬌗源自个性化颞下颌关节。为了制作优𬌗义齿(优质咬合的义齿),从形态到功能达到持久耐用、省力高效和运行顺畅,就需要收集患者颞下颌关节的个性化信息。

颞下颌关节形态与牙齿𬌗面形态之间的这种密切联系,可被用来指导恢复缺失牙的𬌗面形态。要实现这一目标,必须解决以下三个问题:①上颌至颅底的位置;②牙尖交错位;③颞下颌关节形态信息的传递。

面弓与可调式𬌗架可帮助解决这三个问题。利用面弓 - 可调式𬌗架体系制作优𬌗义齿,可简称为优𬌗义齿的 4—2 路径,其含意包括:1—2 两种职业;2—2 两种器械;3—2 两种运动;4—2 两种参数(详见绪论)。

医师采集患者的个性化数据,并把数据准确地转移到可调式𬌗架。这样可调式𬌗架就可以精确模拟下颌运动,而这一点是制作优𬌗义齿的前提条件。

实现优𬌗义齿有三个要素:个性化数据的采集与传递、数据的接收、数据的应用(图4-1)。

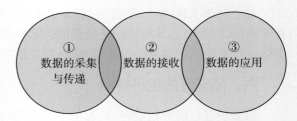

图 4-1　实现优𬌗义齿的三要素(粉色部分由医师完成,蓝色部分由技师完成)

第一节　个性化数据的采集与传递

一、个性化数据的采集

医师需要采集的个性化数据包括:患者的上颌(上牙列)相对于颅骨及铰链轴的位置、下颌相对于上颌的位置、前伸髁道斜度、侧方髁道斜度(Bennett 角),𬌗平面与前伸髁道的夹角及切道斜度等。其中与下颌运动有关的、最重要的三个数据分别是:前伸髁道斜度、侧方髁道斜度和切道斜度。技师利用这些个性化的数据,设置好𬌗架,制作优𬌗义齿。

采集的个性化数据应达到以下三个目标:

1. 患者上牙列与髁突铰链轴的三维位置关系和模型上牙列与𬌗架髁球的空间位置关系一致。

2. 患者𬌗平面相对于参考平面的前后、左右倾斜角度和模型的𬌗平面相对于𬌗架参考平面的前后、左右倾斜角度一致。

3. 患者口腔内下牙列的个性化运动轨迹与𬌗架上模型的下牙列运动轨迹一致。

个性化数据的采集方式如下：

1. 上颌（上牙列）相对于颅骨及铰链轴的位置采用**面弓转移**的方式采集。

2. 下颌相对于上颌的位置采用**牙尖交错位的颌位记录或哥特式弓描记法**采集。

3. 前伸髁道斜度与侧方髁道斜度（Bennett 角）采用**下颌运动描记仪或前伸颌位记录与左右侧方颌位记录**确定。

（一）上颌位置的采集——面弓转移

每个人的颅骨构造不同，上牙列的𬌗平面相对于参考平面的角度也不同。为了在𬌗架上获得上牙列𬌗平面相对于颅骨的准确位置关系，就需要用面弓来转移两者的位置关系，其操作过程称为面弓转移。

1. 面弓转移的意义

（1）转动半径的影响

1）矢状面转动半径：下颌做铰链运动时（小张口），牙尖到铰链轴的距离不同，其闭口弧的半径就不一样，牙尖运行轨迹也不一样。例如，简易𬌗架的髁轴到牙尖的距离远小于患者口内铰链轴到牙尖的距离，闭口弧的差异如图4-2所示。

𬌗架上的闭口弧与实际情况不同，如医师的颌位记录抬高了垂直距离，技师制作义齿时直接降低𬌗架的上颌体，将导致牙齿咬在一个与患者口内不同的位置上，形成错误的咬合触点。

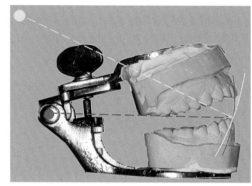

图4-2　简易𬌗架的闭口弧（红线）与下颌实际的闭口弧（黄线）有很大的差异

2）水平面旋转半径：下颌做侧方运动时，非工作侧的髁突沿一定的轨迹向前、下、内滑行，如果切点到铰链轴的距离不同，侧方运动轨迹在水平面的投影有很大的差异，前牙舌面窝的形状、𬌗面沟的走行方向与患者的实际情况也会出现一定的差异（图4-3）。如果临床医师仅提供颌位记录，𬌗架上牙尖顶到髁轴的距离与患者口内实际情况不同，必然导致侧方运动轨迹的不同，而技师是根据对颌牙尖的运动轨迹来形成义齿的𬌗面形态，因此，最终在口内试戴义齿时常发现侧方运动有𬌗干扰。

（2）𬌗平面相对于参考平面的倾斜角不同的影响：把模型安装在简易𬌗架或精确定位颅颌关系的可调式𬌗架上，𬌗平面的倾斜度有明显差异。例如，同一患者的模型，在简易𬌗架和在面弓转移后的可调式𬌗架上，从矢状面观察，前牙的唇舌向倾斜度有明显的变化（图4-4，图4-5）。在简易𬌗架上，技师会错误地修正前牙的前突，而导致最终修复体过度舌倾，但是经过面弓转移后的模型在𬌗架上呈现的是患者牙齿实际的倾斜度。制作好的修复体在口内的唇舌向倾斜度合适。

2. 面弓的分类　面弓是 Hayes 于 1887 年首先发明的，它是患者个性化数据的载体，利用面弓把患者的上颌（上牙列）相对于颅骨及铰链轴的位置关系转移到𬌗架上。面弓一般分两种类型：一类是运动面弓；另一类是解剖面弓。

（1）运动面弓：利用解剖标志点和后部实际铰链轴点为参考点进行转移，并能提供运动数据的面弓称为运动面弓。运动面弓也称为下颌运动描记仪，包括机械式描记仪、电子描记

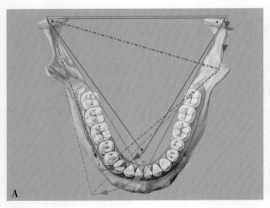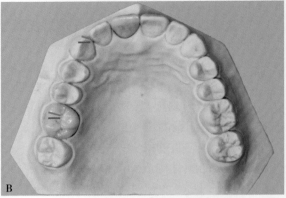

图 4-3 水平面转动半径不同时，前牙与后牙运动轨迹的差异

A.前牙切点到铰链轴距离较远时的运动轨迹（绿线），当距离缩短2cm（实线）时，前牙切点的运动轨迹明显发生了变化（红线）；B.后牙的侧方运动轨迹明显发生了变化，红线为距离较短时的运动轨迹，绿线为距离较远时的运动轨迹

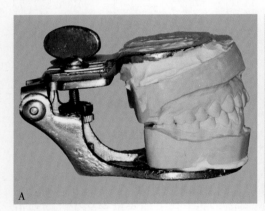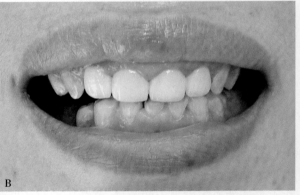

图 4-4 简易𬌗架上𬌗平面前高后低

A.上前牙过于唇倾，技师在𬌗架上修正前牙唇倾；B.义齿戴入患者口内时，上前牙向舌侧过度倾斜

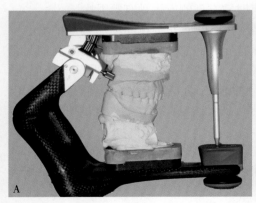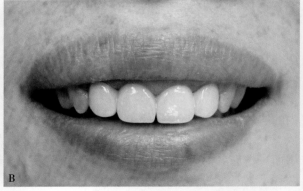

图 4-5 面弓转移后的可调式𬌗架上，𬌗平面的倾斜角度合适

A.上前牙唇舌向倾斜度与口内牙齿的实际倾斜度一致；B.义齿戴入患者口内，上前牙的唇倾度合适

仪、超声波技术描记仪。

例如 CADIAX4 髁突轨迹描记仪（图 4-6），它是一种电子描记装置，可描记下颌做各种功能运动时，髁突在冠状面、矢状面、水平面的运动轨迹，记录患者的前伸髁道斜度、侧方髁道斜度（Bennett 角）、切道斜度、即刻侧移距离、后退距离、髁突间距等数据，这对于技师制作优𬌗义齿至关重要。医师需要把这些数据填写在𬌗记录卡上，交给技师。运动面弓比解剖面弓精确度高，误差小，是义齿制作发展的趋势。

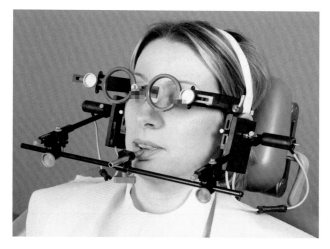

图 4-6 运动面弓
固定于患者头部的 CADIAX4 髁突轨迹描记仪

（2）解剖面弓：又称快速面弓，利用前部解剖标志点和后部耳轴点为参考进行转移，不能直接提供运动数据的面弓称为解剖面弓。采用的是经验铰链轴点，即外耳屏后缘最突点与外眼角的连线上，距离耳屏后缘最突点 10~13mm 处的点。

3. 面弓转移的原理　面弓转移利用三个参考点，完全锁定上颌（上牙列）与颅骨及铰链轴的三维位置关系，然后转移到𬌗架上，使得上颌模型在𬌗架上与髁球的空间位置关系，与患者上牙列相对于髁突的空间位置关系一致（图 4-7）。

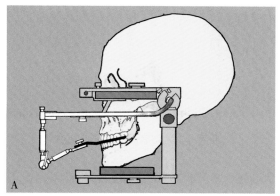
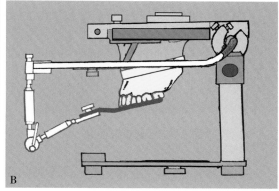

图 4-7 面弓转移原理
A. 面弓锁定上颌（上牙列）与颅骨及铰链轴的三维位置关系；B. 面弓把采集的三维位置信息准确地转移到𬌗架上

（1）铰链轴：两侧髁突旋转中心的连线称为铰链轴。确定铰链轴是面弓转移的关键，位置（定位）越准确，模型在𬌗架上的位置就越准确。确定铰链轴的方法有运动描记法和经验铰链轴点两种（表 4-1）。

从表 4-1 的数据来看，距耳屏后缘向外眦方向 13mm 的点，其 98.0% 位于距实际铰链轴点 6mm 的范围内，而利用耳轴所确定的铰链轴点只有 75.5% 位于距实际铰链轴点 6mm 的

表 4-1　经验铰链轴点的准确性

经验铰链轴点的测量和标记	运动轴点 6mm 内的经验点(%)	研究者
距耳屏后缘向外眦方向 13mm	98.0	Schallhorn
	92.1	Beyron
	58.3	Beck
外耳道前缘前方 13mm	16.7	Beck
	40.0	Lauritzen 和 Bodner
距耳屏根部向外眦方向 13mm	33.0	Teteruck 和 Lundeen
外耳道中点前 10mm, Frankfort 平面下 7mm	83.3	Beck
耳轴	75.5	Teteruck 和 Lundeen

范围内。但因外耳道位置固定,且操作简便,临床多采用耳轴作为面弓转移的后部固定位置。有些面弓的生产商在设计时,通过对面弓侧臂的改良,使后部参考点更加准确。

(2) 参考点:面弓转移时,需要选择三个参考点:两个后部参考点和一个前部参考点。两个后部参考点决定铰链轴的位置。后部参考点的位置可以是固定的,即外耳屏后缘最突点与外眼角连线上,距耳屏后缘最突点 10~13mm 处的点(图 4-8);也可以是个性化的,利用仪器寻找患者实际的铰链轴点(图 4-9)。

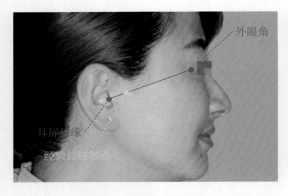

图 4-8　经验铰链轴点

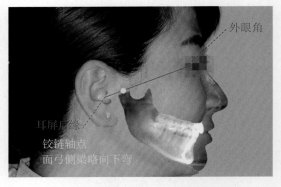

图 4-9　运动描记实际铰链轴点

前部参考点(第三参考点),不同系列的面弓和殆架要求的前部参考点不同,常采用以下参考点:①眶下点;②上颌侧切牙切缘中点垂直向上 43mm 处的点,也称经验点(图 4-10);③鼻翼中点。

第三参考点不同,则参考平面不同。如果选择眶下点为第三点,则参考平面为眶耳平面(Frankfort 平面);如果选择经验点为第三点,则参考平面为经验水平面(见图 3-3)。当患者头部保持直立时,经验水平面更接近水平。如果选择鼻翼中点为第三点,则参考线为鼻翼耳屏线(Comper's line)。

面弓转移的精确度取决于第三参考点的准确定位,选择不同参考点进行面弓转移后模型安装,模型殆平面的倾斜度是不同的。眶耳平面与鼻翼耳屏平面之间相差 15°,模型安装后,殆平面的倾斜度也相差 15°,同样,前牙牙体长轴的倾斜度也相差 15°(图 4-11,图 4-12)。作为技师,必须清楚医师面弓转移所采用的参考面,不同的参考面对于义齿的设计产生不同的影响。

如果面弓与殆架的参考面是经验水平面,而医师把参考平面定为眶耳平面,会有什么样的误差呢? 在殆架上,模型的殆平面呈现前低后高的过度倾斜,前牙也出现非自然状态的舌向倾斜(图4-13),技师制作前牙义齿时,试图去修正前牙的倾斜度,于是错误地将前牙向唇侧倾斜,义齿戴入患者口内则会出现过度向唇侧倾斜,出现美学和功能上的问题。

若参考面为经验水平面,在殆架上模型的殆平面倾斜度则会明显减小,前牙的唇舌向倾斜度也与患者头部保持直立时医师观察到的倾斜情况一致,技师对前牙倾斜度的设计不会出现明显偏差(图4-14)。

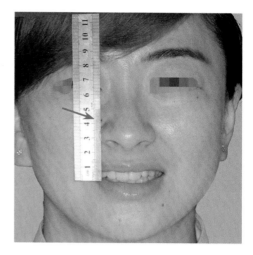

图 4-10 经验点:侧切牙切缘中点垂直向上43mm 处的点

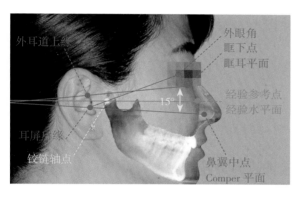

图 4-11 眶耳平面、经验水平面、Comper 平面与铰链轴点连线示意图

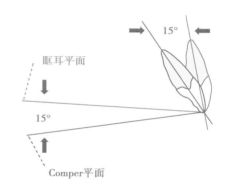

图 4-12 不同参考平面上前牙唇舌向倾斜度的影响

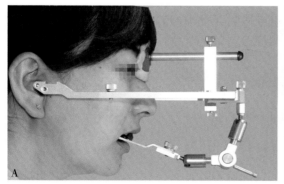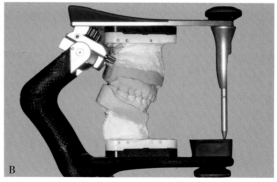

图 4-13 以眶耳平面为参考面,在可调节殆架上,殆平面的倾斜情况
A. 以眶耳平面为参考面,进行面弓转移;B. 在可调式殆架上,殆平面出现前低后高的过度倾斜

79

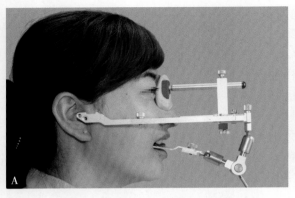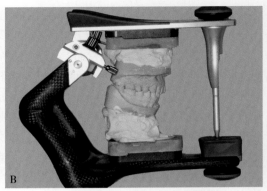

图 4-14 以经验水平面为参考面,在可调节胎架上,胎平面的倾斜情况

A. 以经验水平面为参考面,进行面弓转移;B. 在可调式胎架上,胎平面倾斜度明显减小

面弓转移时,第三参考点的准确定位很重要,否则,模型胎平面的倾斜角度会有变化,患者的髁道斜度、切道斜度也会出现误差,完成的义齿与患者的个性化运动不协调,有可能造成口颌系统的功能紊乱。

因此,使用面弓前,应仔细阅读说明书,选择正确的参考面,不能随意调节第三参考点的位置。只有准确定位前部第三参照点和后部两个铰链轴点,才能把模型以正确的颅颌关系安装在胎架上。

4. 面弓的结构与转移方法 面弓种类很多,这里仅介绍临床上常用的快速面弓(解剖面弓)。

(1) 结构:快速面弓的结构基本一样,现以吉尔巴赫快速面弓为例介绍面弓的结构。快速面弓由四部分构成(图 4-15)。

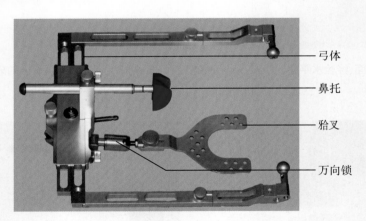

弓体

鼻托

胎叉

万向锁

图 4-15 快速面弓的结构

1) 弓体:由 U 形的金属梁形成,包括两个侧臂、一个前臂。侧臂末端各有一个圆形的耳球,面弓记录时此耳球需插入患者的外耳道。侧臂的两侧各有一小针是为了安装模型时,将此针插入髁梁外端的孔洞中而设计的。耳塞前下方的小孔是面弓转移安装模型时,对准胎架的铰链轴的地方,弓体的正前方有一对髁间距调节螺丝,松开螺丝,弓体可横向调整宽度,

以适用于不同髁间距的患者。在两个髁间距调节螺丝的中间有一凹槽,是鼻托的连接位置。在弓体的前方正面有一凹槽,是万向锁的连接位置。

2)验叉:由叉体和叉柄构成,叉体又分两种结构,一种是叉形叉体,适用于全口义齿蜡堤的面弓转移;另一种是孔形叉体,适用于上颌牙列基本完整或缺牙较少的牙列的面弓转移。叉柄位于叉体的前侧方,目的是安装模型时避开验架上的切导针,叉柄末端有一缺口,与万向锁上的固定螺丝相连接。

3)鼻托:由垂直和水平部分构成,垂直部分可嵌入弓体上,由螺丝固定。水平部分有一圆杆,可插入垂直部分上部的孔洞中,沿矢状方向来调整鼻托到鼻根的距离,鼻托压紧鼻根部后,可用上方螺钉固定鼻托位置。因鼻托的形状是固定的,不可能适用于每一个人,因此转移时,应用硅橡胶制作个性化鼻托,位置更稳定。

4)万向锁:分三段,中间由金属关节构成。前段与弓体相连接,有一个固定螺钉,将端头嵌入弓体的凹槽内,并固定螺丝,实现与弓体的连接。后段与验叉连接,将验叉柄嵌入末端的凹槽内,并固定螺丝,实现与验叉的连接。中间部分为中央锁,松开中央锁,则万向锁的三部分可自由全方位的活动;固定中央锁,则将弓体和验叉牢固地连接成一个整体。

(2)面弓转移的方法

1)验叉的安装

① 叉形验叉的安装:叉形验叉适用于以蜡堤记录颌位关系的患者。

医师手拿叉柄,将叉体放到酒精灯上加热,使叉体整体温度达到70~80℃时,把验叉插入蜡堤。应缓慢插入,防止蜡堤变形,叉柄应避开切导针的位置,待验叉周围蜡硬固后,即完成。

② 孔形验叉的安装:孔形验叉适用于上颌牙列基本完整或缺牙较少的患者。

在叉体的前方及左右后牙区各放一个红膏点,浸泡于55~60℃的热水中,待其软化后,将叉体对准上颌牙列,医师把示指和中指分别置于叉体的两侧向上轻轻按压(或者让患者用双手的拇指向上轻轻按压),则三个红膏点上形成上颌部分牙的印迹(注意:不可咬穿红膏),弹落验叉,待红膏完全硬化后,复位上颌模型,确认无翘动和滑动,即可进行下一步操作(图4-16~ 图 4-18)。

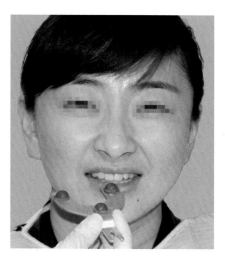

图 4-16 把带有红膏点的验叉放入患者口内

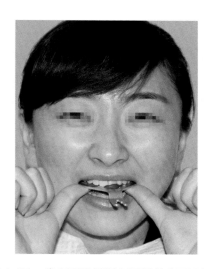

图 4-17 患者双手拇指在两侧前磨牙区加压

2）弓体安装：松开弓体前方的髁间距固定螺丝，使弓体左右打开到最大距离，医师双手分别抓住弓体的左右侧臂，将弓体末端的耳球放入患者外耳道内，左右手平行向内侧略施压力，使耳球与外耳道内侧贴紧，以患者不感到压痛为宜，然后固定前方的螺丝。此过程中，可让护士配合，协助完成（图4-19）。

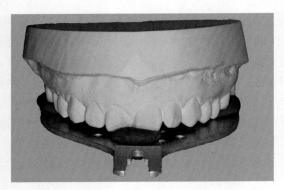
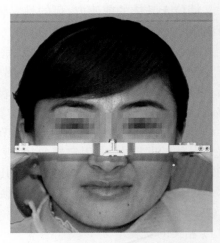

图4-18 在𬌗叉上复位上颌模型，确认无翘动和 图4-19 将弓体末端耳球放入外耳道内
滑动

3）鼻托安装：先将鼻托的垂直部固定于弓体前臂的鼻托凹槽内，再将鼻托的水平柄插入固定孔内，嘱护士扶住弓体，医师调节鼻托抵住患者的鼻根处，它的前部参考点是经验点，即侧切牙切缘中点垂直向上43mm处的点，后部参考点是经验铰链轴点，参考平面为经验水平面。确保面弓侧梁的上缘与经验铰链轴点（髁突中心）和侧切牙切缘中点上方43mm的点连线平齐，如果鼻根和鼻托形状不能很好地匹配，需用硅橡胶制作个性化鼻托，在个性化鼻托制作的过程中，需调整侧梁的上缘与参考点在同一个水平面。当医师的眼睛、面弓侧侧的上缘与经验水平面在同一平面时，用螺丝固定鼻托，检查鼻托固定的稳固程度，对于精度至关重要（图4-20）。

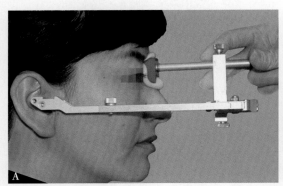
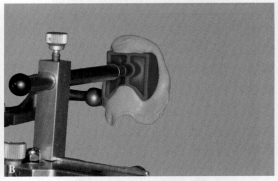

图4-20 硅橡胶制作的个性化鼻托

A.用硅橡胶制作个性化鼻托，面弓侧梁的上缘与经验水平面在同一平面；B.硅橡胶个性化鼻托与成品鼻托紧密贴合

4) 万向锁的固定：弓体及鼻托安装完成以后，把殆叉在口内复位。最后一步是将弓体与殆叉连接固定。首先打开万向锁的固定螺丝，使其所有部分完全松开，把万向锁的弓体端与弓体上的固定凹槽插接，将固定螺丝旋紧，把万向锁的手柄放置在医师的右手侧，如手柄放在左手侧则会与转移台侧柱发生干扰，然后将万向锁的殆叉端与叉柄插接，并将固定螺丝旋紧，最后将中央螺丝旋紧。在连接殆叉过程中可让护士配合完成，最后确认殆叉上红膏印迹与上牙列密贴，面弓侧梁的上缘与经验水平面平行，保证数据转移的准确性（图 4-21）。在转移过程中，确保鼻托的稳固，避免因鼻托下滑导致数据的不准确。

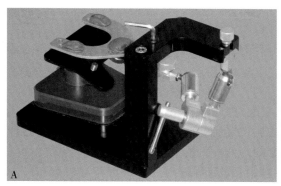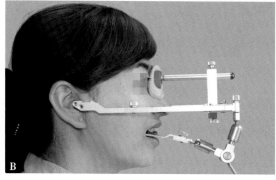

图 4-21　万向锁手柄的位置

A. 如果万向锁的手柄放置在医师的左手侧，则会与转移台侧柱发生干扰；B. 弓体和殆叉用万向锁连接固定

5) 取出面弓：首先旋开弓体前方的髁间距螺丝，医师双手分别抓住左右侧臂向外拉动，把耳球从患者的外耳道内脱出，此过程中应小心谨慎，不要使殆叉与弓体变位。然后嘱患者张口将殆叉从患者口内取出，完成面弓转移（图 4-22）。

6) 上转移台：转移台是把面弓与殆架的对应关系固定下来的一种工具。目的是简化面弓向技工室的传送。从面弓上拆下带有殆叉的万向锁（图 4-23）安装于转移台上，再用零膨胀石膏把殆叉固定在转移固定台

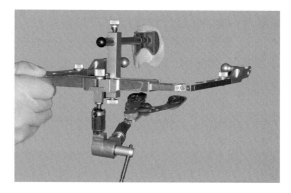

图 4-22　数据转移完成的面弓和万向锁

上，把带有殆叉的转移固定台交给技工中心即可（图 4-24）。

（二）下颌位置的确定——静态颌位记录

上颌（上牙列）相对于铰链轴的三维空间位置确定后，技师利用颌位关系记录把患者的上下颌模型准确对位于牙尖交错位或正中关系位，该位置是下颌运动的起止点，准确的静态颌位记录关系到优殆义齿修复的成败。静态颌位记录有牙尖交错位颌位记录和正中关系位颌位记录两种。

1. 牙尖交错位的确定　根据患者口内缺失牙的数量、位置及咬合情况的不同，确定牙

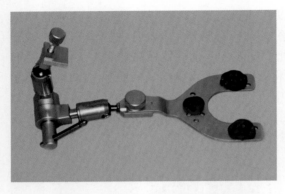

图 4-23 从面弓上拆下的万向锁和殆叉

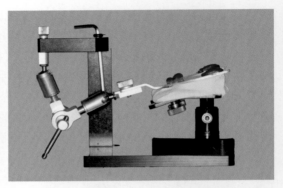

图 4-24 上转移台,用零膨胀石膏把殆叉固定好

尖交错位有以下几种方法:

（1）在模型上利用上、下颌余留牙确定牙尖交错位:适用于缺牙少,上、下颌余留牙的咬合关系能准确定位上、下颌的位置关系（图 4-25）。

（2）利用颌位记录确定牙尖交错位:无论是可摘局部义齿,还是已完成牙体制备的固定义齿,口内余留牙能保持上、下颌的咬合垂直距离,但在模型上不能精确复位上下颌位关系者,就需要用硬蜡或硅橡胶来制取颌位记录,以确定牙尖交错位。

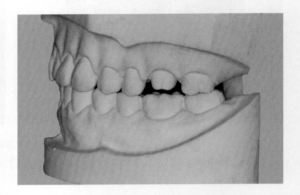

图 4-25 利用余留牙的咬合关系确定牙尖交错位

1）硬蜡（或专用咬合蜡）:选用合适的蜡片,烤软后卷成适当长度的蜡条,放在患者口内下颌或上颌牙列的殆面,进行牙尖交错位咬合,待蜡硬固后,从口内取出,再将其放在模型上,对位上、下颌模型,获得正确的颌位关系（图 4-26）。

2）硅橡胶:是近年来应用于临床的一种性能优良的颌位 记录材料（图 4-27）。

与蜡相比,硅橡胶的优点是:使用方便,流动性好,硬固后无弹性,不变形,记录准确。该

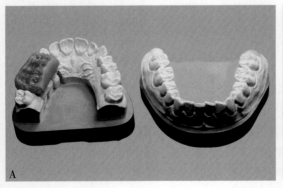

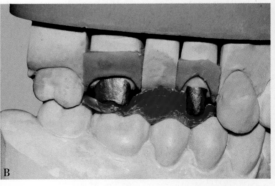

图 4-26 用蜡制取的殆记录
A. 蜡殆记录在上颌模型上复位;B. 蜡制取的牙尖交错位颌位记录的侧面观

材料一般为双组分。使用时,用注射枪把自动搅拌好的材料打到上颌或下颌牙列的殆面上,嘱患者咬合在牙尖交错位,保持 2~4 分钟,待硅橡胶凝固,再从患者口内取出。把颌位记录放于上、下颌模型上对位,获得正确的颌位关系。

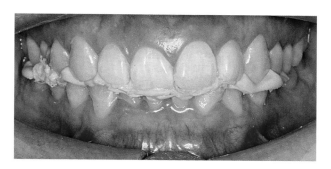

图 4-27 硅橡胶记录咬合关系

分段颌位记录:涉及多数牙或全口固定修复咬合重建的患者,为了获得准确的颌位关系,可采用分段颌位记录的方法。分段颌位记录是指牙列上需进行牙体制备的牙齿,有计划地分步骤进行牙体制备。先行制备完的牙位,用蜡或硅橡胶记录其咬合关系;其后,再制备其他牙齿。在记录其他部位时,应将先前制备部位的颌位记录在口内复位。这样分段记录,能最大限度地维持患者原始状态的垂直距离和水平咬合关系。如果等全部牙齿制备完后,再行颌位记录,则很难确定原始的颌位关系,可能会带来严重的咬合问题。

(3)利用殆堤记录颌位关系:单侧或双侧游离缺失,每侧连续缺失两颗牙及两颗牙以上,口内仍有上、下余留牙维持垂直距离,模型上咬合关系不稳定时,应采用殆堤来记录上、下颌关系(图 4-28)。

2. 正中关系位的采集 自然牙列存在时,上下颌骨的位置关系是由牙尖交错殆来确定的。此时下颌相对于上颌的位置是牙尖交错位。当大部分或全部牙缺失后,牙尖交错位就丧失了。唯一可参照的位置是正中关系位。正中关系位的确定,有直接咬合法和哥特式弓描记法两种方法。

(1)直接咬合法:是指利用殆托嘱患者下颌后退并直接咬在一起的方法。适用于无牙颌患者、余留牙已丧失垂直距离及需要做咬合重建的患者。在直接咬合前需先确定患者上、下颌的垂直距离(图 4-29)。

(2)哥特式弓描记法:是目前"确定颌位关系的唯一准确、方便快捷的方法"。

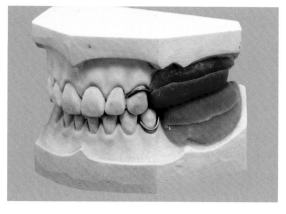

图 4-28 树脂暂基托与蜡殆堤确定的牙尖交错位颌位记录

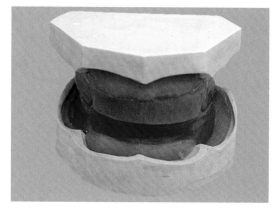

图 4-29 用树脂暂基托与蜡殆堤确定的全口义齿正中关系位颌位记录

　　Gysi 介绍了哥特式弓口外描记法,即在上、下𬌗托的前方各装一伸出口外的柄,上颌柄端安装一个垂直于柄的描记针,下颌柄上安装一与描记针相对应的描记板,下颌做前伸和侧方运动时,描记针在描记板上描绘出"个"形的图形,这个图形与当时欧洲流行的哥特式建筑的房顶类似,因此称为哥特式弓。口外描记法因描记装置安装在𬌗托前端,如果𬌗托不稳,易影响描记结果。

　　哥特式弓口内描记法首先由苏黎世的 Gerber 教授研究成功。主要适用于全口义齿、个别局部义齿以及全口固定修复咬合重建的患者。其结构是在上颌𬌗托上安装一高度可调的描记针,在其下颌𬌗托上安装一个平的金属描记板,上、下颌𬌗托间的距离可通过调整描记针的高度,以达到合适的垂直距离。下颌的一切运动,在保持描记针接触描记板时,均可记录于描记板上(图 4-30)。

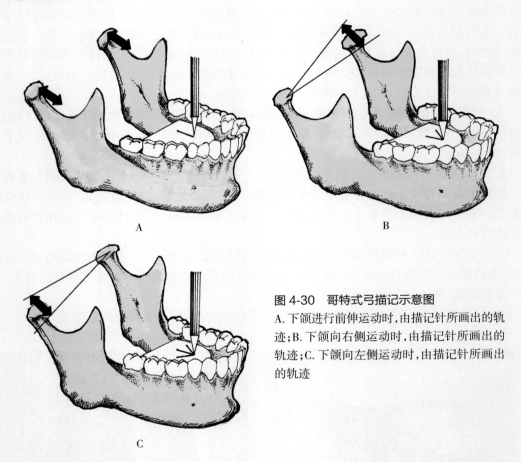

图 4-30　哥特式弓描记示意图

A. 下颌进行前伸运动时,由描记针所画出的轨迹;B. 下颌向右侧运动时,由描记针所画出的轨迹;C. 下颌向左侧运动时,由描记针所画出的轨迹

　　1) 口内描记法的原理:口内描记法是利用三点成面的原理来设计的。Gerber 认为传统的利用蜡𬌗堤确定颌位关系,就如同木匠制作一张六条腿的凳子(图 4-31),凳子一端的两条腿相当于两侧髁突,其余四条腿相当于上、下颌的薄厚、软硬不匀的蜡堤,很难保证六条腿同时着地,这意味着传统的利用蜡𬌗堤获取准确的正中关系位非常困难。如果把六条腿的凳子,变成三条腿的凳子,凳子也会很稳定。口内描记法是将双侧髁突看成后部的两点,将上下蜡𬌗堤变成一点,即描记针,利用三点成面的原理,形成一个很稳定的平面,完成正中关系

位的确定。

2）哥特式弓的意义：口内描记时，嘱患者保持描记针与描记板接触，做前伸和侧方极限运动，在描记板上描绘出哥特式弓，描记针在哥特式弓的尖端代表髁突在关节窝的生理位，即正中关系位（图4-32），在此位置上可做任何类型的义齿修复和咬合重建。

利用蜡、石膏或硅橡胶把处于此位置的下颌相对于上颌进行固定，就确定了上、下颌的位置关系。

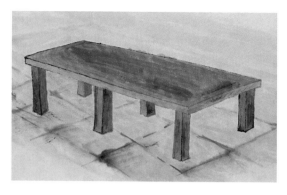

图4-31　让六条腿位于同一平面上很难做到

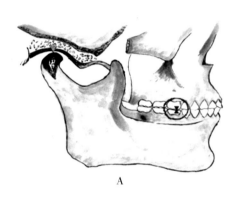
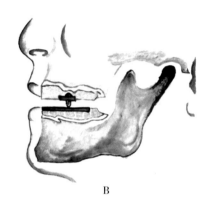

图4-32　下颌处于牙尖交错位时，髁突在关节窝的生理位的示意图
A. 天然牙存在时；B. 无牙颌时

3）临床上常用的哥特式弓描记装置有不同的类型，哥特式弓描记装置由带殆叉柄的上颌基础弓板、下颌基础弓板、描记板、带描记针的哥特式弓导板、透明固定板、橡胶咬合记录板组成（图4-33）。

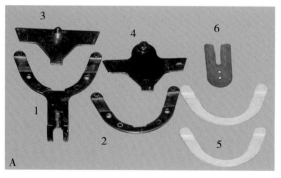
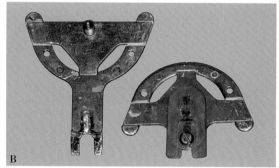

图4-33　哥特式弓描记装置
A. 各部件：1. 上颌基础弓板　2. 下颌基础弓板　3. 带描记针的哥特式弓导板　4. 描记板　5. 咬合记录板
6. 透明固定板；B. 组合在一起的哥特式弓描记装置

全口义齿哥特式弓描记和面弓转移的操作步骤（图4-34）：

① 医师对无牙颌患者制取初印模后，制取简单的颌位关系，技师在平均值骀架上制作个别托盘并在骀堤上固定咬合记录板；

② 医师用个别托盘制取上下颌硅橡胶终印模；

③ 描记针的正确位置对正中关系位精准的确定具有决定性的意义，描记针定位应满足于两个条件：一是位于两侧假想咀嚼中心的连线上；二是本身应垂直于骀平面。安装描记针和描记板，在描记板上喷标示剂，嘱患者咬合，使描记针与描记板始终保持接触。嘱患者首先做前伸运动，然后下颌向后移到最后位置，再做侧方运动，描记针在描记板上描绘出"个"形的图形，"个"顶端位置，即为上下颌的正中关系位；

④ 取下带有描记板的终印模，用树脂板的孔固定在"个"顶端位置，再放入口内，嘱患者咬合，确认描记针正好落入树脂板的孔内，将颌位记录用的硅橡胶材料打入上下骀堤之间，记录此正中关系位置，待颌位记录材料凝固后，在上颌印模的唇侧标记中线、口角线、唇高线、唇低线；

⑤ 用面弓转移上颌骨与铰链轴的三维位置关系。

（三）下颌运动数据的采集——动态颌位记录

制作与患者个体相和谐的优骀义齿，需要采集患者下颌运动的各种数据，即把患者个性

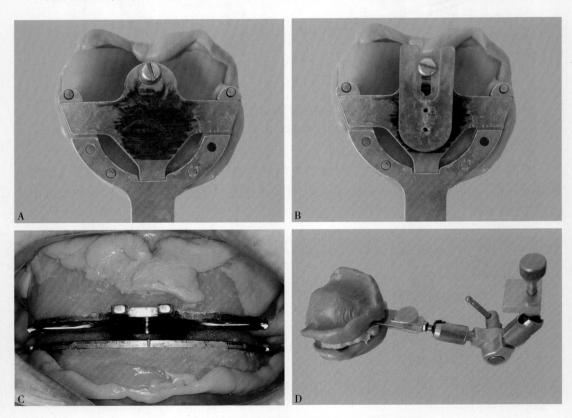

图4-34 全口义齿哥特式弓描记和面弓转移过程

A. 记录板上描记出的箭头形状，即哥特式弓；B. 在描记线交叉点上固定一个带孔的树脂板；C. 描记针插入板上的孔中，此时髁突处于正中关系位；D. 用颌位记录硅橡胶固定上下颌终印模位置后，完成面弓转移

化的下颌运动模式转移到𬌗架上。常用的采集内容包括前伸𬌗颌位记录和侧方𬌗颌位记录。

1. 前伸𬌗颌位记录　是利用克里斯坦森现进行采集,下颌前伸至切缘相对,上下牙列间形成前窄后宽的楔形间隙。此位置是记录髁突前伸运动的终点位,借此确定髁突的运动轨迹。利用前伸𬌗颌位记录,在𬌗架上调节前伸髁导斜度,左、右侧的数值可能会有所不同。

先教会患者前伸 6mm,咬在切缘相对的位置,医师确认无左右偏斜,在上下牙齿唇面画标志线。把咬合专用马蹄形蜡片烤软后,放于上颌,前部缺口对准切牙区,便于观察切缘是否咬在正确的位置。嘱患者张口,下颌前伸 6mm,轻轻咬合至切缘相对(如果是浅覆𬌗、浅覆盖,需要下颌过度前伸,保证前伸距离不少于 6mm,找到稳定的位置),确保所画标志线上下对齐,待材料硬固后取出即可;也可把颌位记录材料如硅橡胶注射于下颌𬌗面与切缘,然后让患者咬于前伸𬌗颌位(图 4-35)。注意,应尽可能使用含铝咬合蜡或含锡箔纸的硬蜡,普通的红蜡片容易变形,精度较差,不推荐用它取颌位记录。

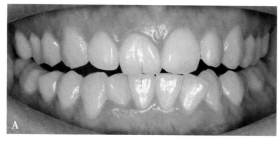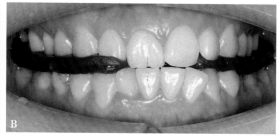

图 4-35　前伸咬合
A.引导患者进行前伸咬合,画标志线;B.用含锡箔纸的马蹄形蜡片记录下颌前伸运动时的后牙间隙

2. 侧方𬌗颌位记录　侧方𬌗颌位记录的原理也是利用克里斯坦森现象,即在侧方运动时工作侧尖牙或后牙接触,非工作侧后牙分离。上下颌间出现由工作侧向非工作侧逐渐变大的咬合间隙。通过用含锡箔纸的蜡片记录该间隙来获得非工作侧髁突在侧方运动时的终点位置,在𬌗架上调节患者的侧方髁导斜度(Bennett 角),使模型在𬌗架上能较真实地模拟下颌运动,制作出优𬌗义齿。

操作步骤:诱导患者咬合至牙尖交错位,并确认中线位置。将手置于患者颏部,引导患者下颌向右侧(或左侧)移动约 6mm,咬合至尖牙尖对尖轻轻接触,用笔在上下尖牙唇侧面画标志线。让患者反复练习几次,直至可重复到同一位置。在酒精灯上烤软马蹄形蜡片,放于上颌,缺口对准右侧尖牙,便于观察尖牙的位置。嘱患者张口,然后向右直接咬于尖牙尖对尖接触的位置(如果是浅覆𬌗、浅覆盖,需要做过度侧方运动,保证侧方运动距离不少于 6mm,找到稳定的位置),确保所画标志线上下对齐,待材料硬固后取出即可(图 4-36,图 4-37);重复这一步骤,做左侧侧方颌位记录。也可把颌位记录用的硅橡胶材料注射于下颌𬌗面与切缘,然后让患者咬于侧方颌位。

二、个性化数据的传递

采集个性化数据之前,医师需要先确认义齿加工中心有与自己所用面弓同系列的𬌗架,这样才可以把数据传递到加工中心。精确的个性化数据是制作优𬌗义齿的前提条件。个性

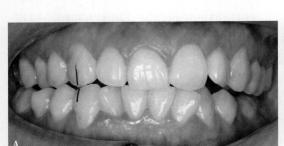 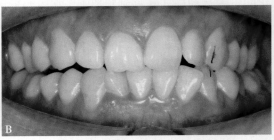

图 4-36 侧方咬合
A. 向右侧做侧方运动,画标志线;B. 向左侧做侧方运动,画标志线

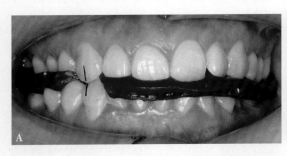 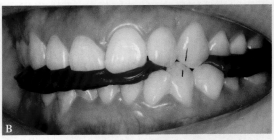

图 4-37 用马蹄形蜡片记录下颌做侧方运动时的后牙间隙
A. 记录向右侧做侧方运动的后牙间隙;B. 记录向左侧做侧方运动的后牙间隙

化数据的传递方式有以下三种:

1. 记录卡的传递 把所获得的数据以数据的形式标注于记录卡上交给技师,如前伸髁道斜度、侧方髁道斜度(Bennett 角)、髁突间距等(图 4-38)。这种传递方式需要配备髁突运动

图 4-38 记录患者各种数据的记录卡

90

轨迹描记装置,如电子面弓。其优点是数据全面、可靠,传递方便。当然,医师也可以在𬌗架上调节好各项数据,然后记录下来交给技师。

2. 𬌗架的传递　把模型正确安装于可调式𬌗架上,并调节好各项数据值,把带有个性化数据的𬌗架交给技师(图4-39)。这种方法是医师在𬌗架上调节好各项数据,其优点是医师自身操作准确可靠,但因𬌗架体积较大,传递不太方便。

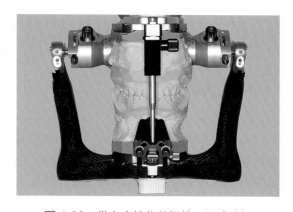

图4-39　带有个性化数据的可调式𬌗架

3. 传递转移固定台和颌位记录　把带有这些数据的载体,如面弓转移的𬌗叉及万向锁、参考模型、静态和动态的颌位记录,送往义齿加工中心,技师利用这些数据把模型正确安装于可调式𬌗架上,并调好各数据值。

传递的方式有两种(图4-40):

(1) 万向关节:是把带有𬌗叉的万向关节传送给技工室,在运输过程中万向锁较易变形,影响精度,不推荐使用此种方法。

(2) 转移固定台:把带有𬌗叉的转移固定台传送给技工室,在运输过程中𬌗叉即使脱落,也较容易在石膏模型上重新复位。这种方法较为常用。

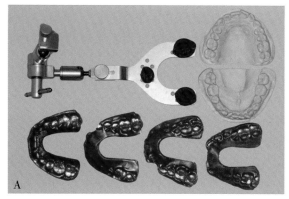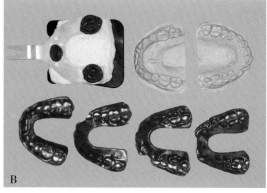

图4-40　各种数据的载体

A. 带𬌗叉的万向关节;牙尖交错位、前伸和左右侧方颌位记录;参考模型;B. 带𬌗叉的转移固定台;牙尖交错位、前伸和左右侧方颌位记录;参考模型

数据的载体在传递过程中,应严格包装,最好选用防挤压的容器来承载,以免运输过程中的挤压而导致数据发生改变。

第二节　个性化数据的接收

个性化数据采集完成后,技师准确接收数据是对𬌗学知识掌握程度的高度检验,也是对

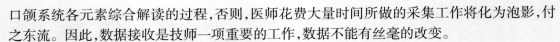

口颌系统各元素综合解读的过程,否则,医师花费大量时间所做的采集工作将化为泡影,付之东流。因此,数据接收是技师一项重要的工作,数据不能有丝毫的改变。

殆架是接收数据的载体,是系统性功能成型技术的必备工具。

一、殆架

(一)概述

由于医师在患者口腔内的可操作范围及视野都受限,再加上材料的限制,修复体许多重要的制作步骤均要在义齿加工中心完成。因此,需要一种装置来模拟患者口颌系统的静态位置关系及运动特点,并能够传递给技师,这就是殆架。

殆架,又称咬合器,是模拟人体上、下颌及颞下颌关节结构和下颌运动的一种机械装置,可在一定程度上重现上、下颌牙列间静态和动态咬合关系。

1. 殆架的发展史　殆架的发明和改进过程一直伴随着人类对颞下颌关节及下颌运动规律不断深入认识的过程。

1805 年,Gariot 发明了最早的简单殆架,它的设计基于人们认为下颌的开闭口运动为简单的铰链运动。这种殆架经过改造,目前仍用于一些简单修复体的制作。

1840 年,Evans 首次将髁突间距、下颌相对上颌的运动等口颌系统的解剖特征应用于殆架,使得殆架的构造更接近于人体结构。

1854 年,Bonwill 提出下颌等边三角形的学说,并应用于殆架设计。基于观察到的下颌前伸运动,首次在殆架上设置了双侧平行且水平向前的髁导结构。其后人们发现下颌前伸运动并非水平向前,而是向前下方倾斜,因此在 1866 年,殆架的髁导结构改为向前下方倾斜。

1896 年起,Walker 用测角器测量前伸髁道斜度。其设计的殆架可根据患者的个性化特征来调节前伸髁道斜度的大小。

1908 年,Gysi 发明了带有切导结构的殆架。

同年,Bennett 的侧移学说,在殆架的设计中也得到体现。

1914 年,Schroder 和 Rumple 发明了髁突间距可调的殆架。

1921 年,Hanau 发明了殆架的髁球和沟槽髁导结构,迄今仍在应用。

同年,McCollum 发明了称为"下颌运动描记仪"的口外描记装置,以此为基础设计了被称为 Gnathoscoop 的全可调节殆架。

1934 年,Ttuart 对 Gnathoscoop 殆架的髁导结构进行了改良,将以往的"髁球 - 沟槽"结构改为"髁球 - 髁盒"结构。

随着殆架的不断改进,口外模拟下颌运动更加精确、等效性更高,制作的修复体将更符合患者的个性化特征,更能精确的恢复患者口颌系统的功能。

2. 殆架的作用　殆架的任务就是在义齿加工中心扮演患者的角色,模拟患者口颌系统的结构及功能运动。殆架模仿得越准确,医师提供的患者个性化数据越详细,那么所制作的义齿咬合质量就越好。

理想的殆架应满足以下要求:①能转移、重现铰链轴与上颌的三维空间位置关系;②能准确、稳定地重现牙尖交错位;③能重现下颌相对于上颌的各种非正中关系位;④能模拟患者个体的下颌运动特征。

（二）殆架的分类

殆架有两种分类方法：

1. 按照铰链结构不同分类

（1）Arcon型殆架：简称为"A"型殆架。Arcon的含义是髁球。在Arcon型殆架上，髁球固定在殆架的下颌体，就像髁突位于下颌骨上。而髁导盘置于殆架的上颌体，模拟颞骨的关节窝（图4-41）。这种结构与人体颞下颌关节结构类似，因此，可以更精确地模拟人体咀嚼器官的运动。对于Arcon型殆架来说，不论下颌做何种类型的运动，下颌牙至旋转中心的距离均不会发生变化。

（2）非Arcon型殆架：简称为非"A"型殆架。在非Arcon型殆架上，髁球置于殆架的上颌体，而髁导盘置于殆架的下颌体（图4-42）。这种结构与人体的颞下颌关节结构相反。在下颌进行前伸运动时，髁球向后上方移动，而不是向前下方移动。因此，髁球到下颌牙的距离就会改变。在天然的口颌系统中，作为旋转中心的髁突相对于下颌牙列总是保持恒定的距离。

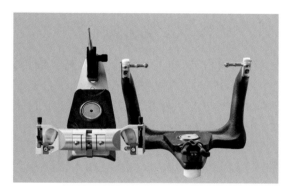

图4-41　Arcon型殆架

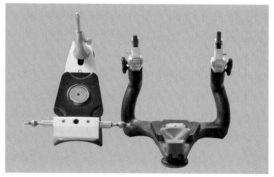

图4-42　非Arcon型殆架

虽然有很多人认为两种殆架的实际应用效果没有显著差别，但近年新开发的殆架中，Arcon型殆架明显增多。

2. 按照模拟下颌运动的精度分类　一般从两个方面来评价殆架模拟下颌运动精度的高低：①殆架的尺寸是否与人体颅、颌骨相近，且具有与人体颞下颌关节相似的髁导结构；②是否可以针对个体数据不同而进行个性化的调节，如铰链轴位置、垂直距离、前伸和侧方髁导斜度、髁突间距等数据。

根据模拟精度的不同，殆架可分为以下四种类型：

（1）简易殆架：是最简单的殆架，由上、下颌体架环和一个铰链轴构成，可再现牙尖交错殆，并进行开闭口运动，但不能模拟牙齿间的滑动运动（图4-43）。

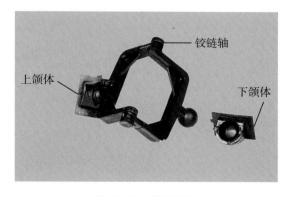

图4-43　简易殆架

1) 结构:①上颌体架环:固定上颌模型;②下颌体架环:固定下颌模型;③铰链轴:连接上、下颌体架环,使上、下颌模型可模拟铰链运动。

2) 适应证:这种殆架多用于正畸模型分析,少数情况下可用于制作嵌体、桩核冠和单冠。需注意,由于殆架铰链轴位置与人体不一致,故其开闭弧与患者的铰链开闭口弧并不一致,导致牙尖斜度有一定的偏差,在口内需进行大量调磨。

(2) 均值殆架:又称中值殆架。均值殆架的数据采用的是平均值。髁球间距、殆平面位置和切点均以 Bonwill 三角进行定位,即两侧髁球到切点的距离与髁球间距均为 10.16cm,殆平面与髁球至切点连线之间的夹角(Balkwill 角)约为 26°。上颌体可以移动,从而模拟下颌前伸和侧方运动(图 4-44)。

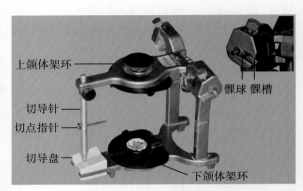

图 4-44　均值殆架

1) 结构:在简易殆架结构的基础上,均值殆架还增加了下列结构:①髁球:模拟患者髁突。Arcon 型殆架髁球位于下颌体,非 Arcon 型殆架髁球位于上颌体。②前伸髁导结构:位于殆架上颌体后方,一般为槽式,髁球沿着一定的轨道滑行,其数值不可调,角度在 30°~35°。③侧方髁导结构:位于殆架上颌体后方,通常在前伸髁导结构的下方,其数值多在 15°~20°。④切导盘:位于殆架下颌体前方,有固定角度,一般为 0°~20°,多采用 10°。有不同角度的切导盘可更换。⑤切导针:位于殆架前方,上、下颌体之间,有固定长度,维持上、下颌模型间的垂直距离。有刻度显示,可在殆架上抬高或降低咬合。其上有一圆孔,可插入切点指针。⑥切点指针:插入切导针上的圆孔,指针尖端正对切点,以确定下颌模型在殆架中的位置。

2) 适应证:临床上,一些医师只提供上、下颌模型和颌位记录给技工室,这时常采用均值殆架来安装模型。目前在国内,这种殆架被广泛应用于技工室,可以基本满足大部分临床修复的需要。

由于采用的是平均值,与患者的实际值存在一定的差异,在模拟下颌运动时自然会出现一定程度的误差,使用时应考虑这些因素。实践证明,用这类殆架制作一般的修复体时,误差尚在可接受的范围内。

部分均值殆架也可与面弓转移技术结合使用,比如 Artex 系列的均值殆架。

(3) 半可调殆架

1) 结构:在均值殆架结构的基础上,半可调殆架增加了以下结构(图4-45):①前伸髁导调节螺丝:旋转螺丝,可以调整殆架的前伸髁导斜度,范围在 −20°~60°;可根据患者的个性化数据进行设置。②侧方髁导调节螺丝:旋转螺丝,可以调整殆架的侧方髁导斜度,

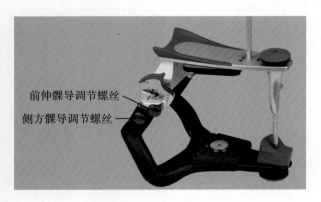

图 4-45　半可调殆架

范围在 0°~20° ;可根据患者的个性化数据进行设置。

2) 特点:①可以与面弓配套使用,能够将患者的铰链轴位置转移到𬌗架上,从而使牙列模型在𬌗架上的开闭运动与患者实际的铰链开闭口运动一致;②可把医师提供的患者前伸髁道斜度与 Bennett 角转移到𬌗架上,形成与患者个体特征相近的前伸髁导斜度与侧方髁导斜度;③切导斜度通过可换的切导盘来调节。

3) 适应证:当医师做了面弓转移,并提供前伸髁道斜度和 Bennett 角的数据,表明对修复体精度要求较高。

(4) 全可调𬌗架:多为 Arcon 型𬌗架。一个𬌗架是否可被称为“全可调𬌗架”,主要取决于其是否具有全面模拟患者下颌运动的能力。具体地说,这种𬌗架应能准确模拟下颌进行前伸、侧方和后退运动以及介于其间的各种功能运动时髁突的运动过程(图 4-46)。

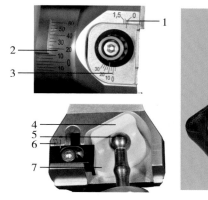
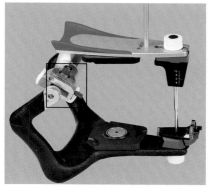

图 4-46 全可调𬌗架
1. 即刻侧移刻度 2. 前伸髁导刻度 3. 侧方髁导刻度 4. 髁导水平板 5. 髁球 6. 后退运动距离刻度 7. 髁导垂直板

1) 结构:在半可调𬌗架结构的基础上,全可调𬌗架增加了以下结构:①即刻侧移运动的模拟结构:使𬌗架上颌体在水平方向上左右移动,范围 0~1.5mm;可以模拟患者侧方运动时髁突的水平向侧移。②后退运动的模拟结构:使𬌗架上颌体在水平方向上向前移动,范围 0~2mm;可以模拟患者下颌由牙尖交错位向后移动。③个性化切导盘:可调节切导盘角度,模拟患者前伸切导及侧方尖导。

2) 特点:①用配套的面弓记录患者的下颌三维运动特征并转移到𬌗架上。②少部分𬌗架的髁突间距是可调的,可模拟个体的颅颌宽度特征(由于髁突间距对下颌运动轨迹的影响较小,现在已不是全可调𬌗架的硬性标准。大部分全可调𬌗架髁突间距不可调)。③𬌗架具有形成曲线髁导的可能性,以准确模拟人体的髁道特征。④双侧髁导结构可独立地进行调整,以体现每侧髁突运动的特征。在模拟即刻侧移等运动时,还需具备“正中锁”装置,以保证正中关系位的稳定。

3) 适应证:全可调𬌗架主要用于调𬌗前的分析、制订调𬌗方案及𬌗重建。

二、模型位置的确定

技师应严格按照医师提供的面弓转移记录、颌位记录准确地把模型安装于𬌗架上,才能保证数据的准确接收。下面以第三种数据传递方法(传递转移固定台和颌位记录)为例,介绍技师如何接收数据。

(一)上颌模型位置的确定

上颌模型安装于𬌗架的方法有两种,第一种是用面弓直接转移到𬌗架上;第二种是借助转移台转移到𬌗架上,下面以第二种方法为例进行介绍。

技师把带有𬌗叉的上颌模型或者带无牙颌终印模的𬌗叉和万向关节固定在转移台上,用零膨胀石膏固定好𬌗叉,待石膏凝固后,取下万向关节,𬌗叉保留在固定转移台上(图4-47)。调节可调节𬌗架的各指针归零,将带有𬌗叉的固定转移台放置在可调式𬌗架的下颌体上,将上颌模型在𬌗叉上准确复位,用零膨胀石膏把上颌模型固定在𬌗架的上颌体的配重板上(图4-48A、C)。

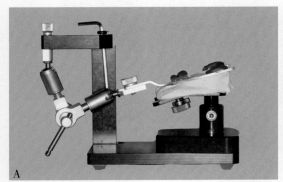
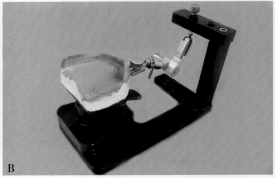

图 4-47　上转移台,用零膨胀石膏固定好𬌗叉
A.𬌗叉固定于转移台;B.带𬌗叉柄的上颌终印模固定于转移台

(二)下颌模型位置的确定

上颌模型的位置确定好后,再利用牙尖交错位颌位记录把下颌模型准确固定在𬌗架的下颌体的配重板上,待零膨胀石膏凝固后就完成了下颌模型位置的确定(图4-48B、D)。详见实训一。

三、动态数据的确定

医师采集好前伸𬌗、侧方𬌗颌位记录后,技师利用这些数据,在𬌗架上准确调整出前伸髁导斜度和侧方髁导斜度的数值。

首先需将各数据调至零点(前伸髁导斜度、Bennett角、即刻侧移、切导斜度)。

1. 前伸髁导斜度　打开𬌗架正中锁,使𬌗架可以模拟下颌前伸运动。打开前伸髁导斜度调节螺丝,可以自如调整前伸髁导斜度。将前伸𬌗颌位记录放置于上、下颌模型之间,使上、下颌模型咬合关系紧密。此时,髁槽内髁导斜度水平板与髁球离开,分别旋转左、右两侧前伸髁导斜度螺丝,水平板转动,与髁球轻接触,固定前伸髁导斜度调节螺丝,分别读出左、右两侧前伸髁导斜度数值并记录(图4-49)。

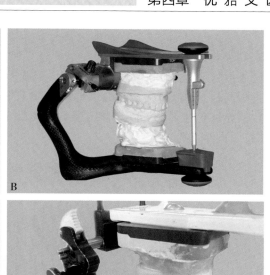

图 4-48　下颌模型位置的确定

A. 利用转移台及秴叉,把上颌模型以准确的颅颌关系安装于秴架上;B. 利用牙尖交错位颌位记录,把下颌模型以正确的位置安装于秴架上;C. 利用转移台及秴叉,把上颌无牙颌模型以准确的颅颌关系安装于秴架上;D. 利用正中关系位颌位记录,把下颌模型以正确的位置安装于秴架上

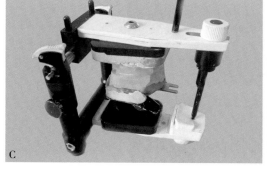
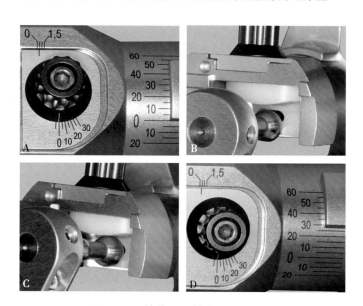

图 4-49　前伸髁导斜度数值的确定

A. 打开前伸髁导斜度调节螺丝,把前伸髁导斜度调为零度;B. 髁导斜度水平板与髁球并不接触;C. 将前伸秴颌位记录放在上下牙列之间,旋转前伸髁导斜度调节螺丝,髁导斜度水平板轻触髁球上面;D. 读出前伸髁导斜度数值

2. 侧方髁导斜度　打开侧方髁导斜度调节螺丝,可以自如调整侧方髁导斜度。注意:即刻侧移与侧方髁导斜度由同一个螺丝控制,要确定即刻侧移位于零点。将左侧侧方殆颌位记录放置于上、下颌模型之间,使上、下颌模型咬合关系紧密。此时,右侧髁槽内髁导斜度垂直板与髁球离开,旋转侧方髁导斜度调节螺丝,垂直板转动,与髁球轻接触(注意:即刻侧移数值始终位于零点),固定侧方髁导斜度调节螺丝,读取右侧侧方髁导斜度数值并记录(图4-50)。详见实训一。

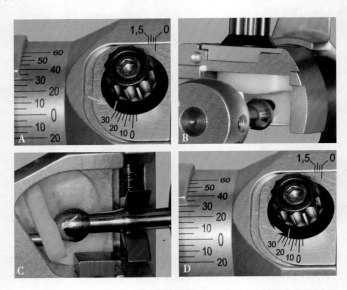

图 4-50　侧方髁导斜度数值的确定

A. 打开左侧侧方髁导斜度的调节螺丝,左侧刻度指示在刻度线以外;B. 左侧髁导斜度垂直板与髁球并不接触;C. 将左侧侧方殆颌位记录放在上下牙列之间,调节右侧侧方髁导斜度螺丝,使髁导斜度垂直板轻触髁球侧面;D. 读出侧方髁导斜度的数值

3. 前导　殆架的前导包括前伸切导和前侧导(尖导),殆架通过双侧髁导和前导形成稳定的三点平衡关系。

在可调或半可调殆架上,切导盘可以调节前方切导斜度和侧方尖导斜度,以适应具体的髁导数值。需要注意的是,由于切导针、切导盘结构一般位于牙列模型的前方,故切导数值和实际切道斜度数值相关,但不相等。

切导盘有可调数值的机械切导盘和人工制作的个性化切导盘两种(图4-51)。机械切导盘操作简单,可以读出切导盘上的数值,但运动轨迹是直线型的;个性化切导盘操作麻烦,不能读出切导盘上的数值,但运动轨迹是曲线型的,更符合个性化的运动轨迹。

前导确定的方法有三种:

(1) 利用天然牙:后牙修复时,可利用原有天然牙的前导制作义齿,此时殆架可采用"0°"切导盘,上下颌模型的运动完全依靠上下颌前牙形成的切道来完成义齿,技师应小心地完成每一次个性化运动,否则,石膏牙的磨耗会导致切道的改变。

(2) 公式推算:如已丧失前伸切导,可以利用前伸髁导斜度推算,切导斜度比前伸髁导斜度大 5°~10°。

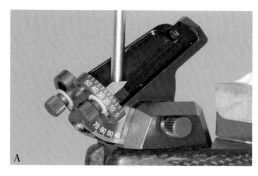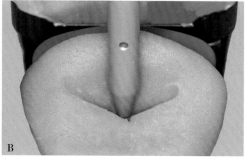

图 4-51 𬌗架上切导盘结构

A. 机械切导盘；B. 个性化切导盘

（3）个性化切导：前牙修复前，采集参考模型和前伸、侧方𬌗颌位记录，在𬌗架上制作个性化切导盘，并在此基础上，工作模型代替参考模型进行义齿的制作。个性化切导盘的操作步骤如下（图 4-52）：

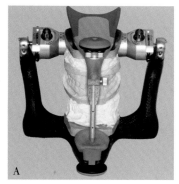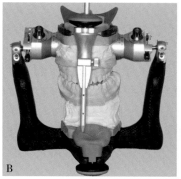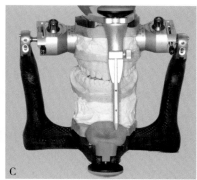

图 4-52 用个性化切导盘记录前牙导向的运动轨迹

A. 下颌做前伸运动时，切导针运动的轨迹；B. 下颌做右侧方运动时，切导针运动的轨迹；C. 下颌做左侧方运动时，切导针运动的轨迹

在调整好前伸、侧方髁导斜度的𬌗架上，分别检查前伸运动与侧方运动，确保做前伸运动时前牙接触，侧方运动时尖牙接触或工作侧组牙接触。把𬌗架的切导针稍稍向上提起，将凡士林涂在切导针的顶端。在 切导盘上放一些自凝树脂（或者光固化树脂），关闭𬌗架，使上下颌模型咬合接触，切导针进入到缓慢凝固的树脂中。在前牙保持接触的状态下反复地做前伸、侧方、侧前伸运动，切导针将在树脂内形成所有这些运动的轨迹，在树脂凝固前，一直保持着切导针的模拟运动，直至树脂全部固化，去除多余树脂，个性化切导盘即制作完成，把原始的前牙导向转移至个性化切导盘。

第三节 个性化数据的应用

把临床医师提供的个性化数据转移至可调式𬌗架后，利用这些数据完成义齿制作。在义齿制作过程中,按照患者的个性化数据设计制作牙尖的高度、牙尖斜度、殆曲线的曲度、窝沟的方向、殆触点的位置等,这样制作出来的义齿,戴入患者口内才能达到持久耐用、省力高效、运行顺畅,最终达到优质咬合。

成型技术的基本模式是由 E.V.Payne 发明的,目前成型技术方法有很多种,如:Thomas 的鱼嘴技术、Lundeen 的四色法技术、Slavicek28 步法技术等。这里运用的是系统性功能成型技术。

系统性功能成型技术是以患者的个性化数据为前提,根据殆罗盘的指导按照序列步骤堆制出牙齿形态的一种技术。

一、殆罗盘

(一)殆罗盘的概念

下颌以牙尖交错位为起点,做各种功能运动时,后牙支持尖会在对颌牙殆面上形成各个方向运动轨迹的平面投影。用国际标准色码的指定颜色来表示这些功能运动的主要方向和区域投影,称为殆罗盘,也可称为殆指南针或殆面坐标系。

殆罗盘可位于牙尖顶、殆触点甚至牙面的任何位置。殆罗盘使得抽象的下颌运动变得直观化。制作义齿时可利用殆罗盘来确定牙面嵴沟的方向、牙尖的位置以及殆面区域内必要的自由空间(图 4-53)。

下面以上下颌第一磨牙为例介绍殆罗盘。红色圆环代表上颌第一磨牙的中央窝,红点表示下颌第一磨牙的远中颊尖,它咬合于中央窝内,表示各功能运动的起点是在牙尖交错位。不同的运动方向用国际标准色码的指定颜色来标记,每个颜色对应一个运动方向。黑色线表示前伸运动;蓝色线表示侧方运动;绿色线表示趋中运动;黄色虚线表示侧方前伸运动;橙色虚线表示趋中前伸运动。第一个红色区域表示后退侧方运动区域;第二个红色区域表示侧移趋中运动区域。其中两个主要功能方向为侧方运动和趋中运动;三个中间功能方向为前伸运动、侧方前伸运动、趋中前伸运动;两个边界区域为后退侧方运动区域、侧移趋中运动区域(图 4-54)。

(二)殆罗盘的意义

1. 下颌运动直观化 可把复杂的下颌运动直观的体现在平面上,直观体现牙齿支持尖功能运动的主要方向以及在殆面所需的运动区域。

2. 确定殆面尖、窝、沟、嵴的位置及方向 殆罗盘中各个运动方向线代表对颌牙支持尖

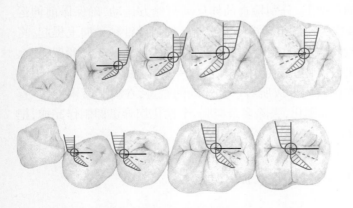

图 4-53 上下后牙殆罗盘

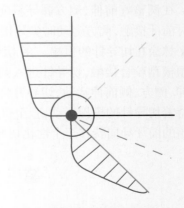

图 4-54 殆罗盘

的运行轨迹,也是制作𬌗面沟的位置,这样就可保证支持尖的运行顺畅。

3. 指示𬌗触点易出现𬌗干扰的方向　每个𬌗触点在功能运动中都呈现出一个𬌗罗盘的特征,每完成一个𬌗触点都要对它的功能运动方向进行分析,从𬌗触点向凹陷部位的运动较容易,不易产生𬌗干扰。从𬌗触点向更凸出的部位运动,容易产生𬌗干扰。一般把𬌗触点向牙尖运动的方向,称为危险方向。

二、系统性功能成型技术的应用

下面以右上颌第一磨牙缺损,氧化锆全冠修复为例,应用功能性𬌗面成型技术制作修复体。

(一)数据转移

把临床医师提供的个性化数据按要求转移至全可调𬌗架上(图 4-55)。详见实训一。

(二)应用

系统性功能成型技术所完成的牙体形态完全符合患者口颌系统的个性化运动。静态𬌗中,根据𬌗罗盘确定牙尖及沟的正确位置;动态𬌗中,根据患者的个性化数据确定牙尖的高度及斜度,完成各牙尖功能斜面的正确设计和制作。

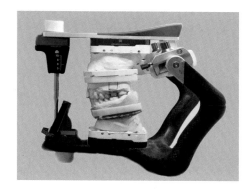

图 4-55　数据转移完成

1. 运用𬌗罗盘技术,确定上颌第一磨牙尖、嵴、沟的位置及方向。先堆制基础部分,然后再堆制功能部分(图 4-56~ 图 4-60)。详见实训二。

2. 蜡型完成后,进行数字化扫描加工,调𬌗完成后,点式𬌗触点的位置与蜡型设计𬌗触点的位置一致,然后根据临床医师提供的颜色进行染色,全冠修复体最终完成(图 4-61~ 图 4-63)。

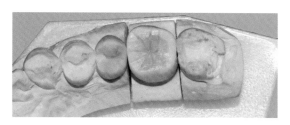

图 4-56　绘制𬌗罗盘

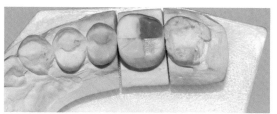

图 4-57　基础部分堆制完成

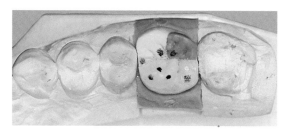

图 4-58　功能部分堆制完成

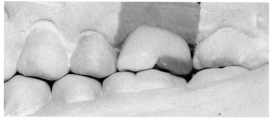

图 4-59　蜡型制作完成颊面观

3. 试戴 把制作好的全冠修复体戴入患者口内,由于义齿是以患者的个性化数据为前提进行制作的,在殆架上对患者的功能运动进行了精准的还原,所以全冠修复体戴入患者口腔内几乎不用调殆,殆触点分布与技师制作相一致,最终达到优质咬合(图4-64~图4-66)。

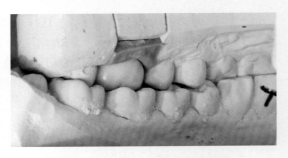

图 4-60 蜡型制作完成舌面观

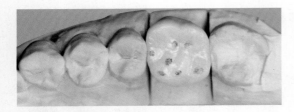

图 4-61 殆触点

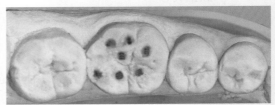

图 4-62 对颌牙对应咬合点

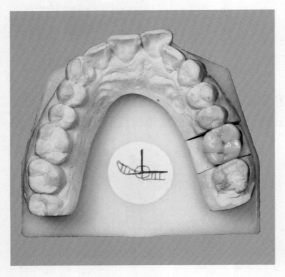

图 4-63 染色完成

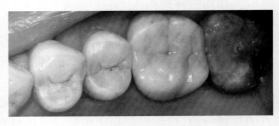

图 4-64 口内殆面观

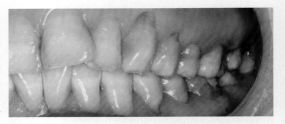

图 4-65 口内颊侧观

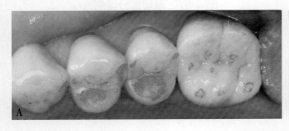

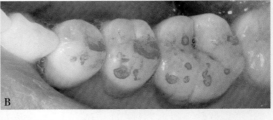

图 4-66 口内殆触点
A.上颌;B.下颌

(石虹霞 原琴 魏利杉)

附录:实 训 指 导

实训一 模型安装

一、以平均值安装模型

义齿设计和修复成功的关键在于𬌗架的正确选择和使用,技师不仅需要熟悉𬌗架的结构及模型安装的方法、要求,更要了解操作过程中容易出现的误差及如何避免这种误差。技师需要在对𬌗架有深刻理解的基础上,针对不同的义齿修复目标合理的选择𬌗架。使用均值𬌗架来安装模型是基础,要求技师熟练掌握。

【目的与要求】

1. 了解模型安装𬌗架和均值𬌗架间的关系。
2. 熟悉均值𬌗架的结构。
3. 熟悉均值𬌗架模型安装容易出现的操作误差。
4. 掌握均值𬌗架模型安装的方法及要求。

【实训内容】

使用均值𬌗架进行模型安装。

【实训用品】

1. 实训器械 手术刀、橡皮碗、调拌刀、热熔胶枪、电子称、量杯、均值𬌗架、𬌗架校准柱、配重板树脂底盘(实训图 1-1)。
2. 实训材料 零膨胀石膏、纯净水、橡皮泥、橡皮筋、凡士林、胶棒、胶布(实训图 1-2)。

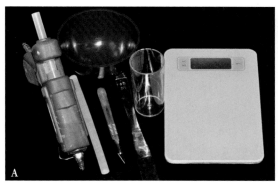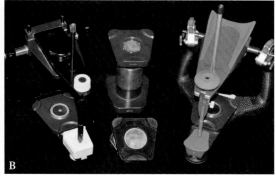

实训图 1-1 实训器械

A.热熔胶枪、手术刀、橡皮碗、调拌刀、电子称、量杯;B. 均值𬌗架、配重板树脂底盘

【实训时间】 6 小时

【方法与步骤】

(一) 𬌗架准备

首先确保模型安装𬌗架与均值𬌗架为同一品牌。

1. 检查𬌗架

(1) 检查𬌗架的清洁度:模型安装前检查𬌗架上有无石膏残渣、污物等,将之清洁干净,以免影响𬌗架的精度(实训图 1-3)。

(2) 确认均值𬌗架部件完整、准确性良好,无晃动、无松动。

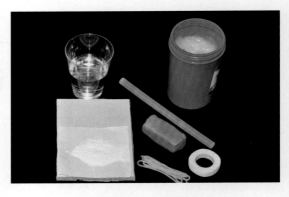

实训图 1-2 实训材料

(3) 使用𬌗架校准柱校准模型安装𬌗架和均值𬌗架的垂直距离,使两者一致(实训图 1-4,实训图 1-5)。

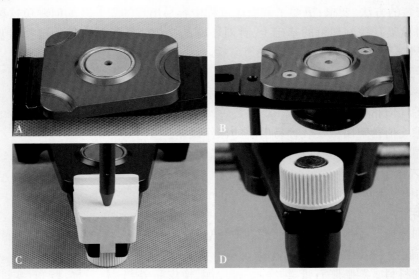

实训图 1-3 检查𬌗架的清洁度
A. 下颌体架环;B. 上颌体架环;C. 切导盘;D. 切导针固定螺丝

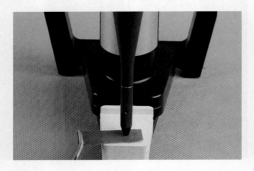

实训图 1-4 使用𬌗架校准柱检查切导针是否接触切导盘

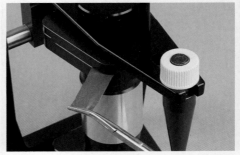

实训图 1-5 检查𬌗架校准柱与𬌗架是否接触紧密

2. 安装备件

(1) 在模型安装𬌗架的切导针和侧柱凹槽内放置一橡皮筋,形成假想𬌗平面(实训图 1-6)。

(2) 插入切点指针,注意将指针插到底(实训图 1-7)。

(3) 在𬌗架下颌体后部标记出中线(实训图 1-8)。

(二) 模型准备

1. 检查咬合关系

(1) 用手术刀去除石膏模型咬合面的石膏瘤,并用咬合纸检查牙尖交错位的咬合情况,调磨咬合高点,观察咬合面的磨耗情况,确保上下颌模型紧密的对位关系(实训图 1-9,实训图 1-10)。

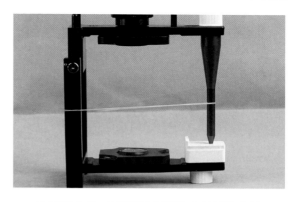

实训图 1-6　在模型安装𬌗架上放置橡皮筋

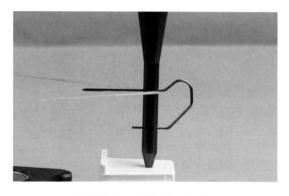

实训图 1-7　插入切点指针

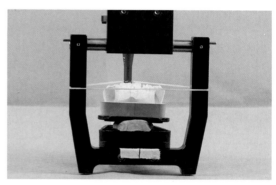

实训图 1-8　在𬌗架下颌体后部标记中线

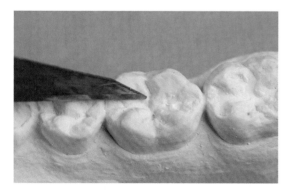

实训图 1-9　用手术刀去除石膏模型咬合面的石膏瘤

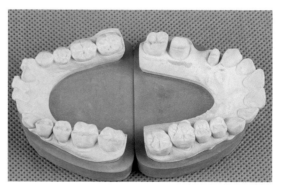

实训图 1-10　上颌工作模型与对颌模型

(2) 用手术刀修整蜡𬌗记录,切除覆盖基牙和余留牙颊舌面及进入外展隙部分的蜡,使眼睛可直接观察到蜡𬌗记录与上、下颌模型的复位情况(实训图 1-11,实训图 1-12)。

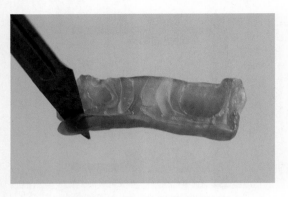

实训图 1-11　修整蜡𬌗记录

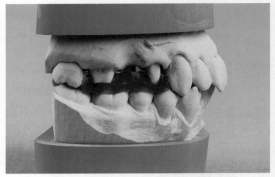

实训图 1-12　蜡𬌗记录在模型上复位

2. 确定中线,并把中线延伸到模型后部,确保模型在𬌗架中的左右位置准确(实训图 1-13)。

3. 可卸式代型的模型可制作磁性底座以减少石膏的用量,或选用成品的磁性底座(实训图 1-14)。

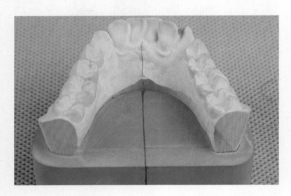

实训图 1-13　在模型后部标记中线

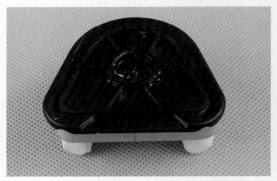

实训图 1-14　成品的磁性底座

(三) 模型安装

1. 上颌模型的安装

(1) 在下颌体配重板树脂底盘底面涂布凡士林,以利于后期石膏的拆除清洁(实训图 1-15)。

(2) 在配重板树脂底盘中央橡皮泥上,然后调整下颌模型,使其处于适当位置。模型位置要求:31 切缘切点与 37 的远中颊尖或磨牙后垫 2/3 处连线构成的平面或蜡堤构成的𬌗平面与橡皮筋形成的平面重合。切点指针尖端指向下颌中切牙切点处,模型后部中线与𬌗架后部中线一致(实训图 1-16)。

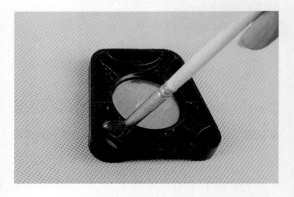

实训图 1-15　涂布凡士林

(3) 将上颌模型复位于下颌模型上,并用熔胶固定,保证准确的咬合关系(实训图 1-17)。

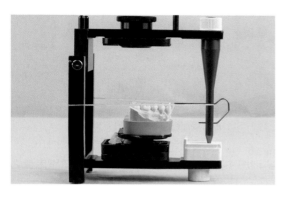

实训图 1-16　橡皮泥固定下颌模型

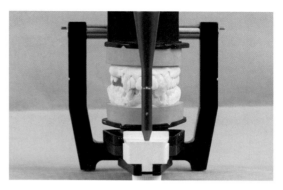

实训图 1-17　上颌模型复位于下颌模型上

(4) 观察上颌模型与配重板树脂底盘之间的距离,如距离超过 1.5cm,则需分次安装,减少石膏膨胀对准确性的影响。分次安装的方法:在上颌模型上垫一层包装用的泡泡塑料膜,为二次安装石膏预留空间,按比例调和适量的零膨胀石膏,放置于上颌体配重板树脂底盘上,然后关闭𬌗架(实训图 1-18~ 实训图 1-20)。

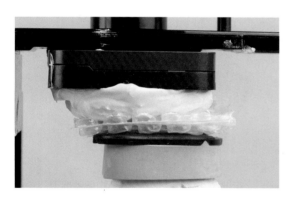

实训图 1-18　第一次模型安装

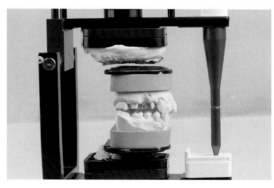

实训图 1-19　第一次模型安装后去除泡泡塑料膜

2. 下颌模型的安装

(1) 上颌固定的石膏完全凝固后,去除橡皮泥,然后把𬌗架倒置,使已经固定好的上颌模型位于下方,便于下面步骤的操作(实训图 1-21)。

(2) 观察下颌模型与配重板树脂底盘之间的距离,如距离过大超过 1.5cm,则需分次安装。按比例调和适量的零膨胀石膏(呈奶油状)放置于上颌体配重板树脂底盘上。注意切导针的位置一定要归"0"并接触于切导

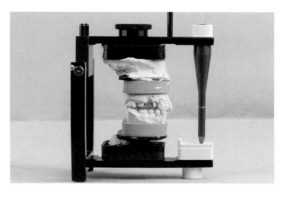

实训图 1-20　第二次模型安装

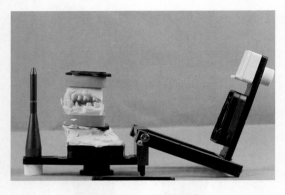

实训图 1-21　倒置𬌗架

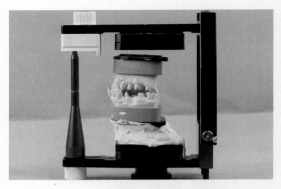

实训图 1-22　观察下颌模型与配重板树脂底盘之间的距离

盘上(实训图 1-22)。

　　3. 模型安装后的检查　检查上、下颌模型及基牙与蜡𬌗记录对位是否紧密、准确,𬌗架有无晃动,切导针有无升高等;如有问题则应重新安装模型,以免影响修复体的制作质量。模型安装符合要求后将模型转移到平均值𬌗架上(实训图 1-23~ 实训图 1-25)。

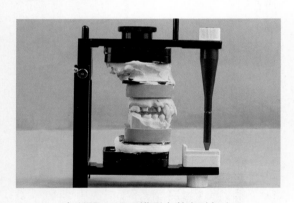

实训图 1-23　模型安装在𬌗架上

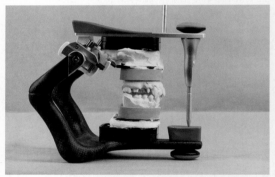

实训图 1-24　模型转移至均值𬌗架上

【注意事项】

　　在均值𬌗架上进行模型安装经常会出现以下误差:

　　1. 模型的𬌗平面不平行于𬌗架上的𬌗平面标记。

　　2. 模型"下颌中切牙切点"未对准切点指针。

　　3. 模型中线未对准𬌗架中线(模型发生旋转错位)。

　　4. 蜡𬌗记录修整不到位,导致咬合关系错误。

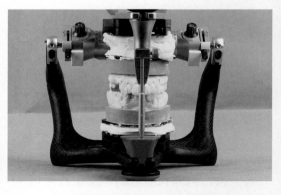

实训图 1-25　模型在均值𬌗架上

【实训报告与评定】

根据模型安装的操作过程及完成质量给予评定。

二、面弓转移后全可调𬌗架的模型安装

利用面弓将患者上颌与颅骨的三维位置关系转移至可调式𬌗架,并利用前伸𬌗颌位记录及侧方𬌗颌位记录将患者个性化的髁道斜度、切道斜度转移至𬌗架,可以在𬌗架上精确的模拟患者的下颌运动。可调式𬌗架模型安装时,为了保持𬌗架精度,通常先将上、下颌模型安装于模型安装𬌗架或均值𬌗架上,然后在可调式𬌗架上调节个性化的髁导斜度、切导斜度。

【目的与要求】

通过示教面弓转移后可调式𬌗架模型安装的过程,了解模型安装的方法及要求。

【实训内容】

示教全可调𬌗架的模型安装。

【实训用品】

可调式𬌗架、模型安装𬌗架、树脂底盘、转移台、万向关节、𬌗叉、手术刀、橡皮碗、调刀、热熔胶枪、电子称、量杯、零膨胀石膏、纯净水、胶棒、凡士林(见实训图 1-1,实训图 1-2;实训图 1-26)。

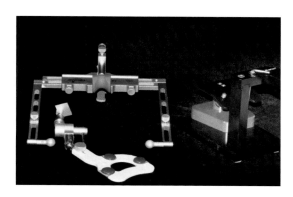

实训图 1-26　实训器械——转移台及面弓

【实训时间】　6 学时

【方法与步骤】

(一) 检查𬌗架

1. 模型安装前,清洁𬌗架上的石膏残渣、污物等,以免影响𬌗架的精度(见实训图 1-3)。

2. 确认𬌗架部件的完整,无晃动、松动的关节。

3. 使用𬌗架校准柱检查模型安装𬌗架和可调式𬌗架的准确性(见实训图 1-4,实训图 1-5)。

4. 调节可调式𬌗架各参数,使各参数数值均位于"0"点。

(二) 检查模型

1. 用手术刀去除石膏模型咬合面的石膏瘤,并用咬合纸检查牙尖交错位的咬合情况,调磨咬合高点,观察咬合面的磨耗情况,确保上、下颌模型紧密的对位关系(见实训图 1-9)。

2. 修整蜡𬌗记录,检查咬合关系(见实训图 1-11)。

(三) 检查万向关节与𬌗叉

检查医师传送过来的万向关节,不得有松动,且与𬌗叉稳定连接。

(四) 安装模型

一般为两种方式:一是利用面弓直接安装于可调式𬌗架;二是利用转移台安装模型。利用面弓直接安装模型,需要将连接万向关节和𬌗叉的面弓传送给技工室,但此种方法较易变形,影响精度,且容易损坏面弓,故一般不选用;利用转移台安装模型,医师只需将连接有𬌗叉的万向关节传送给技工室即可,此种方法较方便且不易变形(实训图 1-27,实训图 1-28)。

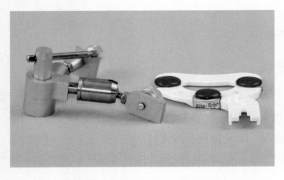

实训图 1-27　万向关节及𬌗叉

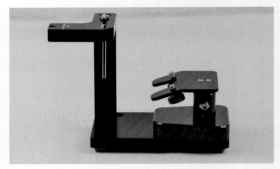

实训图 1-28　转移台

1. 转移𬌗叉

（1）将连接有𬌗叉的万向关节固定在转移台上,拧紧螺丝。需要注意的是,万向关节与转移台的连接部位必须精确复位(实训图 1-29)。

（2）将转移台高度固定螺丝松开,调整到合适高度,判断石膏的用量。要求转移台上表面尽可能接近𬌗叉,以减少石膏用量,减小石膏膨胀。但转移台上表面不能接触𬌗叉,以免导致𬌗叉变形、移位(实训图 1-30)。

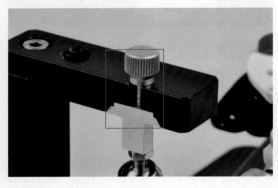

实训图 1-29　万向关节与转移台连接部位(方框内)必须精确复位

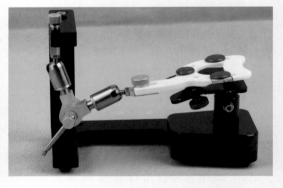

实训图 1-30　将转移台调整到合适高度

（3）按水粉比例调拌石膏,放于转移台上,缓慢抬高转移台,使石膏与𬌗叉接触,但不能让𬌗叉受力(实训图 1-31)。

（4）待石膏凝固后,将万向关节与𬌗叉分离,取下万向关节,𬌗叉保留在转移台上(实训图 1-32)。

（5）为了减少对可调式𬌗架的损伤,安装模型时,需选用模型安装𬌗架或均值𬌗架。将带有𬌗叉的转移台放置于安装𬌗架的下颌体上(实训图 1-33)。

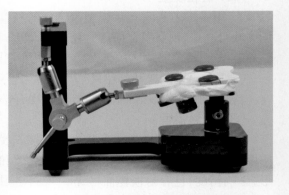

实训图 1-31　用石膏固定𬌗叉

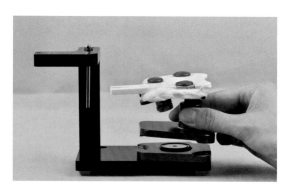

实训图 1-32　取下万向关节,𬌗叉保留在转移台上

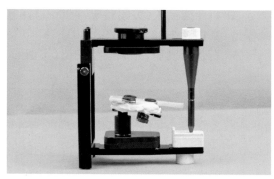

实训图 1-33　将带有𬌗叉的转移台放置于安装𬌗架的下颌体上

2. 固定上颌模型

(1) 按照𬌗叉上的咬合印记,将上颌模型放置于𬌗叉上。注意:复位时必须准确、密合、稳定(实训图 1-34)。

(2) 关闭𬌗架,观察上颌体树脂底盘与上颌模型之间的距离,判断石膏的用量。如距离超过 1.5cm,需分两次调拌石膏固定上颌模型,以减小石膏的膨胀。也可使用磁性底座,以减少模型与上颌体之间的距离(实训图 1-35)。调拌适量石膏放置于上颌模型上,关闭𬌗架,使树脂底盘与石膏接触,但不能有太大压力(实训图 1-36)。

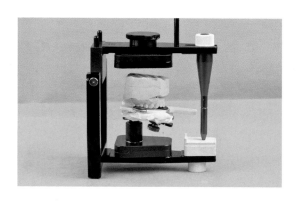

实训图 1-34　上颌模型放置于𬌗叉上

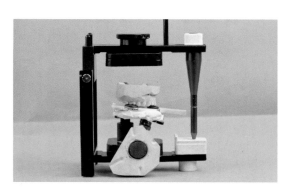

实训图 1-35　模型上的磁性底座

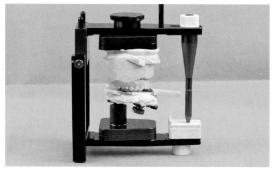

实训图 1-36　固定上颌模型

(3) 待石膏凝固后,检查切导针是否仍与切导盘接触。取下转移台及𬌗叉,上颌模型固定完成。

3. 固定下颌模型

(1) 利用𬌗记录使上、下颌模型咬合于牙尖交错位,并用熔胶固定(实训图 1-37)。

（2）将𬌗架倒置，关闭𬌗架，判断石膏的用量。调拌适量石膏放置于下颌模型上，固定下颌模型（实训图 1-38，实训图 1-39）。

（3）石膏凝固后，完成模型安装（实训图 1-40）。

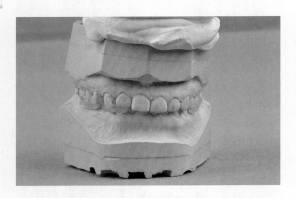

实训图 1-37　固定上下颌模型的咬合关系

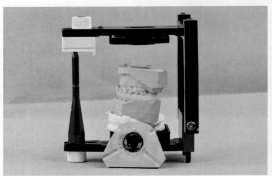

实训图 1-38　模型上的磁性底座

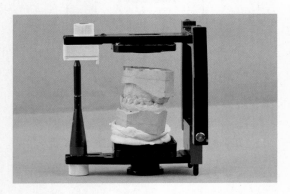

实训图 1-39　下颌模型固定于倒置的𬌗架上

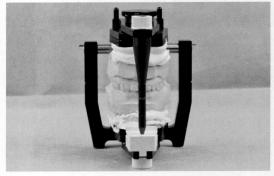

实训图 1-40　完成模型安装

4. 模型安装后的检查

（1）确定切导针与切导盘接触。

（2）确定上、下颌模型之间咬合接触紧密。

（3）将上、下颌模型连同树脂底盘取下，安装于可调式𬌗架上，并再次确认切导针与切导盘接触，上、下颌模型咬合接触紧密。

（五）调节个性化参数

模型安装完成后，利用口内获取的前伸𬌗颌位记录和侧方𬌗颌位记录在𬌗架上调节个性化的前伸髁导斜度、侧方髁导斜度和切导斜度（实训图 1-41）。

首先需将各参数调至零点（前伸髁导斜度、Bennett 角、即刻侧移、切导斜度）。

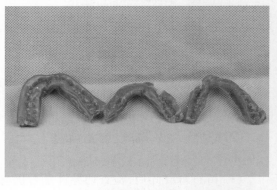

实训图 1-41　前伸𬌗颌位记录和侧方𬌗颌位记录

1. 调节前伸髁导斜度及前伸切导斜度　打开𬌗架正中锁,使𬌗架可以模拟下颌前伸运动。打开前伸髁导斜度调节螺丝,可以自如调整前伸髁导斜度。将前伸𬌗颌位记录放置于上、下颌模型之间,使上、下颌模型咬合接触紧密。此时,髁槽内髁导斜度水平板与髁球分开,分别调节左、右两侧前伸髁导斜度螺丝,水平板转动,与髁球轻接触,固定前伸髁导斜度调节螺丝,分别读出左、右两侧前伸髁导斜度数值并记录。打开前伸切导斜度螺丝,抬高切导盘,使之与切导针接触,拧紧螺丝,读取前伸切导斜度并记录。取下前伸𬌗颌位记录(实训图 1-42~实训图 1-45)。

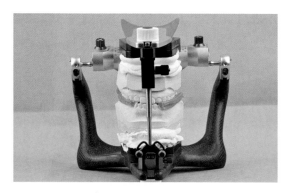

实训图 1-42　前伸𬌗颌位记录放置于模型上

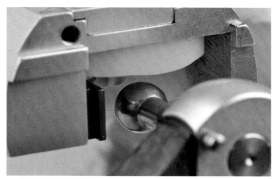

实训图 1-43　髁槽内髁导斜度水平板与髁球离开

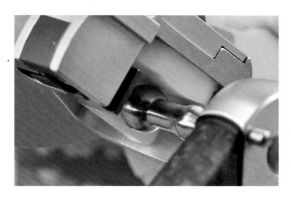

实训图 1-44　髁球轻接触髁导斜度水平板

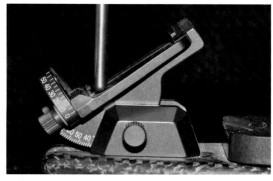

实训图 1-45　调整切导盘的前伸切导

2. 调节侧方髁导斜度及侧方切导斜度　打开侧方髁导斜度调节螺丝,可以自如调整侧方髁导斜度。注意:即刻侧移与侧方髁导斜度由同一个螺丝控制,要确定即刻侧移位于"0"点。将左侧方𬌗颌位记录放置于上、下颌模型之间,使上、下颌模型咬合接触紧密。此时,右侧髁槽内髁导斜度垂直板与髁球分开。调节侧方髁导斜度螺丝,垂直板转动,与髁球轻轻接触(注意:即刻侧移数值始终位于"0"点),固定侧方髁导斜度调节螺丝,读取右侧侧方髁导斜度数值并记录。打开侧方切导斜度螺丝,抬高左侧侧方切导盘,使之与切导针接触,读取左侧侧方切导斜度数值并记录。同样的方法,调整左侧侧方髁导斜度和右侧切导斜度。取下侧方𬌗颌位记录(实训图 1-46~ 实训图 1-49)。

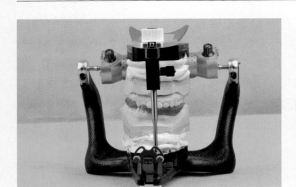

实训图 1-46 侧方殆颌位记录放置于模型上

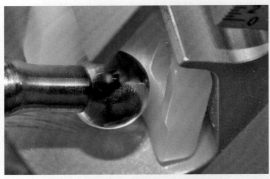

实训图 1-47 髁槽内髁导斜度垂直板与髁球分开

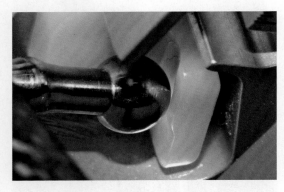

实训图 1-48 髁球轻接触髁导斜度垂直板

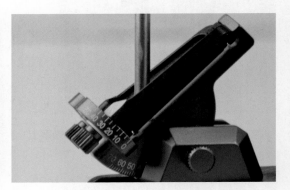

实训图 1-49 调整切导盘的侧切导

【注意事项】
1. 模型安装前检查殆架的清洁程度。
2. 模型安装前使用殆架校准柱检查殆架的一致性。
3. 模型安装后确定切导针与切导盘接触。
4. 模型安装后确定上、下颌模型之间咬合接触紧密。

【实训报告与评定】
书写模型安装注意事项及参数设置方法,根据完成质量给予评定。

(牛 丹)

实训二 系统性功能堆蜡技术

一、右上颌第一磨牙的堆蜡技术

系统性功能堆蜡技术是以患者的个性化数据为前提,根据殆罗盘的指导,按照序列步骤堆制出牙齿形态的一种技术。

该技术所完成的牙体形态完全符合患者口颌系统的个性化运动。静态殆中,根据殆罗盘确定牙尖及沟的正确位置;动态𬌗中,根据患者的个性化数据确定牙尖的高度及斜度,完成各牙尖功能斜面的正确设计和制作。制作中按照规范的步骤和要求完成牙齿功能形态的堆制。

【目的与要求】

1. 掌握上颌第一磨牙系统性功能堆蜡技术的方法与步骤。
2. 掌握𬌗罗盘在堆蜡技术中的应用。
3. 掌握上颌第一磨牙𬌗触点的位置、大小及形状。

【实训内容】

在石膏牙列模型上练习右上颌第一磨牙系统性功能堆蜡技术。

【实训用品】

电蜡刀、雕刻刀、滴蜡器、手术刀、软毛刷、可调式𬌗架、彩色雕刻蜡(绿色、蓝色、黄色与𬌗罗盘的国际色码相结合)、分离剂、彩色笔、标记笔、模型(实训图 2-1~ 实训图 2-4)。

【实训时间】 24 学时

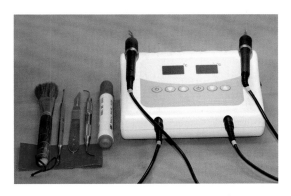

实训图 2-1 实训用品(1)——器械

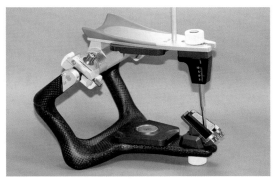

实训图 2-2 实训用品(2)——可调式𬌗架

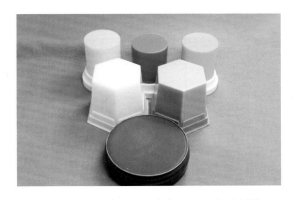

实训图 2-3 实训用品(3)——彩色雕刻蜡

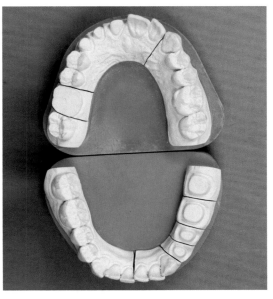

实训图 2-4 实训用品(4)——模型

【方法与步骤】

(一)模型准备

1. 模型安装 把准备好的模型,按要求安装于全可调式𬌗架上。调节个性化参数,两侧前伸髁导斜度为 35°,Bennett 角为 15°;前伸切导斜度为 45°,尖导斜度为 50°(实训图 2-5~实训图 2-7)。详见实训一。

2. 咬合调整 模型安装完成后,左手固定𬌗架,把咬合纸放置于上下牙列之间,轻轻咬合形成咬合印迹,用手术刀去除剪切尖靠近牙尖嵴处的早接触点,直至上下牙列间有均匀紧密的咬合接触(实训图 2-8~实训图 2-10)。

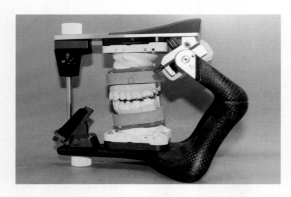

实训图 2-5 模型安装完成(侧面观)

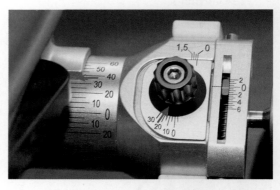

实训图 2-6 调节前伸髁导斜度和 Bennett 角

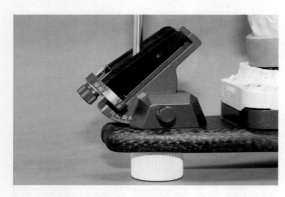

实训图 2-7 调节切导斜度

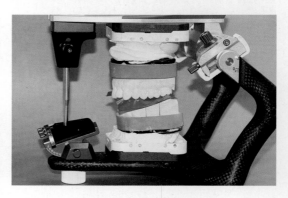

实训图 2-8 调咬合

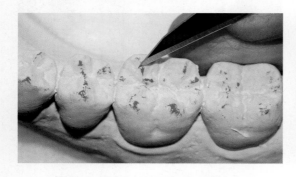

实训图 2-9 去除早接触点

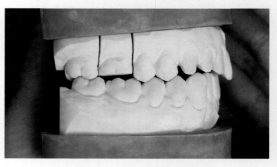

实训图 2-10 咬合调整完成(侧面观)

(二) 右上颌第一磨牙的堆制

磨牙起捣碎、磨细食物的作用,是整个牙列的咀嚼中心,故殆面形态极为复杂,一般有4~5个牙尖。其中构成中央窝的三个牙尖为主要牙尖,其余牙尖为辅助牙尖。上颌磨牙的主要牙尖为近中颊尖、远中颊尖、近中舌尖;辅助牙尖为远中舌尖。下颌磨牙的主要牙尖为远中颊尖、近中舌尖、远中舌尖;辅助牙尖为近中颊尖和远中尖。为了把复杂的殆面简单化,堆蜡过程中常采用分区制作,上颌第一磨牙分区为:Ⅰ区为近中舌尖,Ⅱ区为远中颊尖,Ⅲ区为近中颊尖,Ⅳ区为远中舌尖,Ⅴ区为位于近中舌尖与近中颊尖之间的近中边缘嵴。下颌第一磨牙分区为:Ⅰ区为远中颊尖,Ⅱ区近中舌尖,Ⅲ区为远中舌尖,Ⅳ区为近中颊尖,Ⅴ区为远中尖(实训图2-11,实训图2-12)。堆制过程中先堆制主要牙尖区,再堆制其他区。

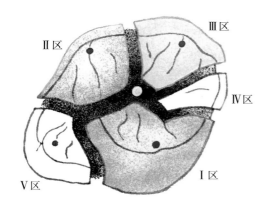

实训图 2-11　上颌第一磨牙分区图

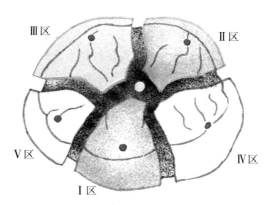

实训图 2-12　下颌第一磨牙分区图

系统性功能堆蜡技术分两部分:第一部分是基础部分堆制,包括堆制殆平台、绘制殆罗盘、牙尖定点和制作锥体四个步骤。该部分是根据功能运动中对颌牙的主要牙尖在殆平台上建立起个性化的殆罗盘,依次把各个牙尖的原点及大部分解剖结构建立起来,为后续的功能部分构建奠定基础。此部分是很重要的基础部分,如出现错误,将不可能达到优质咬合。第二部分是功能部分堆制,它按照殆面主要牙尖、辅助牙尖的顺序逐个完成每个牙尖的功能形态:包括尖、嵴、沟的形成、殆触点的建立以及功能运动状态下各部分的接触关系。

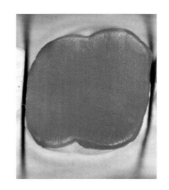

实训图 2-13　右上颌第一磨牙殆平台加蜡完成

1. 基础部分堆制

(1) 殆平台加蜡:从模型上取下右上颌第一磨牙代型,左手拿代型,右手持蜡刀在殆平台上均匀加一层厚约0.5mm的颈部蜡,并用雕刻刀修平整(实训图2-13)。

(2) 绘制殆罗盘

1) 确定原点:牙尖交错殆时,下颌第一磨牙的远中颊尖咬合于上颌第一磨牙中央窝的位置,关闭殆架,左手固定殆架使殆架向后倾斜,右手拿滴蜡器在下颌第一磨牙远中颊尖所对应的上颌第一磨牙殆平台处,用滴蜡器尖端做一标记点,为各种功能运动的起始点(实训

117

图 2-14,实训图 2-15)。

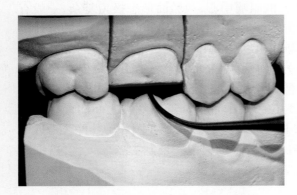

实训图 2-14　确定右上颌第一磨牙原点

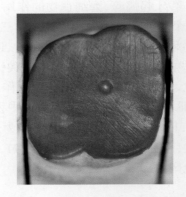

实训图 2-15　确定右上颌第一磨牙原点位置

2) 标记下颌前伸运动线:打开𬌗架后部的正中锁,左手固定𬌗架,右手持切导杆,切导杆尖部沿切导盘向后运动模拟下颌前伸运动(因操作需要,𬌗架下颌体不可动),观察下颌第一磨牙远中颊尖的运行轨迹,用标记笔画出下颌前伸运动线:前伸运动线由原点出发向近中方向略偏颊侧,终止于𬌗平台近中边缘处。此线是下颌前伸运动时下颌第一磨牙远中颊尖的前伸运动轨迹,也是上颌第一磨牙近中沟的位置(实训图 2-16)。

3) 标记下颌侧方运动线:在𬌗架上模拟下颌侧方运动,观察下颌第一磨牙远中颊尖的运行轨迹,用标记笔画出下颌侧方运动线:侧方运动线由原点出发向颊侧方向基本与前伸运动线垂直,终止于𬌗平台颊侧边缘处。此线是下颌侧方运动时下颌第一磨牙远中颊尖的侧方运动轨迹,也是上颌第一磨牙颊沟的位置(实训图 2-17)。

4) 标记下颌趋中运动线:在𬌗架上模拟下颌趋中运动,观察下颌第一磨牙远中颊尖的运行轨迹,用标记笔画出下颌趋中运动线:趋中运动线由原点出发偏向舌侧近中,终止于𬌗平台近中舌侧边缘处。此线是下颌趋中运动时下颌第一磨牙远中颊尖的趋中运动轨迹,也是上颌第一磨牙近中舌尖上近中副沟的位置(实训图 2-18)。

5) 标记下颌侧方前伸运动线:在𬌗架上模拟下颌侧方前伸运动,观察下颌第一磨牙远中颊尖的运行轨迹,用标记笔画出下颌侧方前伸运动线:侧方前伸运动线由原点出发偏向颊侧近中,位于前伸运动线和侧方运动线之间,终止于近中颊侧𬌗平台边缘处。此线是下颌侧

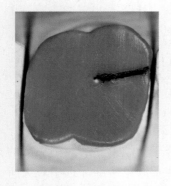

实训图 2-16　下颌前伸运动线

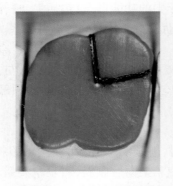

实训图 2-17　下颌侧方运动线

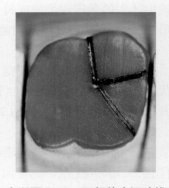

实训图 2-18　下颌趋中运动线

方前伸运动时下颌第一磨牙远中颊尖的侧方前伸运动轨迹,也是上颌第一磨牙近中颊尖三角嵴远中斜面的位置(实训图2-19)。

6)标记下颌即刻趋中运动区域:在𬌗架上模拟下颌即刻趋中运动,用标记笔画出下颌即刻趋中运动区域。如果𬌗架无法模拟即刻趋中运动,一般按平均值刻画:由原点出发向侧方运动线相反方向1.0~2.0mm处转折弯曲与趋中运动线相连。此区域是下颌即刻趋中运动时下颌第一磨牙远中颊尖的即刻趋中运动的区域,也是上颌第一磨牙近中舌尖三角嵴的一部分,此区域内不要设计𬌗触点(实训图2-20)。

7)标记下颌后退侧方运动区域:在𬌗架上模拟下颌后退侧方运动,用标记笔画出下颌后退侧方运动区域。如果𬌗架无法模拟后退侧方运动,一般按平均值刻画:由原点出发向前伸运动线相反方向0.5~1.0mm处转向颊侧方向,终止于𬌗平台颊侧边缘处。此区域是下颌后退侧方运动时下颌第一磨牙远中颊尖的后退侧方运动区域,也是上颌第一磨牙远中颊尖三角嵴近中斜面的部分,此区域内不要设计𬌗触点,且应略低平些(实训图2-21)。

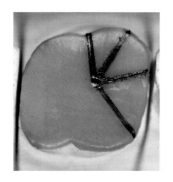 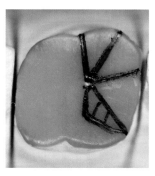 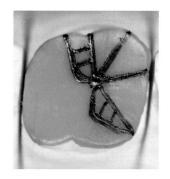

实训图2-19　下颌侧方前伸运动线　　实训图2-20　下颌即刻趋中运动区域　　实训图2-21　下颌侧方后退运动区域

(3)牙尖定点:近中舌尖顶位于趋中运动边界弯曲部,用蜡刀头蘸绿色蜡在此处滴一蜡球;远中颊尖顶位于后退侧方运动线远中边界靠近颊侧𬌗平台处,用蜡刀头蘸蓝色蜡在此处滴一蜡球;近中颊尖位于侧方前伸运动线靠近颊侧𬌗平台处,用蜡刀头蘸黄色蜡在此处滴一蜡球。各牙尖用蜡的颜色与𬌗罗盘中国际色码的颜色相一致(实训图2-22)。

(4)制作锥体

1)制作近中舌尖锥体:用绿色蜡恢复近中舌尖锥体,近中边界止于趋中运动线,趋中运动线为对颌牙支持尖趋中运动时的运行通道,不可越过此界限。远中边界止于侧方运动线相反的延长线上,尖指向原点(实训图2-23)。

2)制作远中颊尖锥体:用蓝色蜡制作远中颊尖锥体,其近中边界止于侧方运动线上,侧方运动线为对颌牙支持尖侧方运动时的运行通道,不可越过此界限。远中边界止于前伸运动线的反延长线上(实训图2-23)。

3)制作近中颊尖锥体:用黄色蜡制作近中颊尖锥体,舌侧边界止于前伸运动线,远中边界止于侧方运动线。上颌第一磨牙的近中颊尖要比远中颊尖略低,侧方前伸运动时,近中颊尖区域恰好是功能区域,因此需将近中颊尖做的低平一些,以保证侧方前伸运动时的运行顺畅(实训图2-23)。

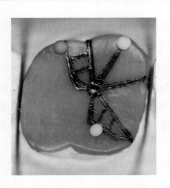

实训图 2-22　右上颌第一磨牙牙尖定点完成

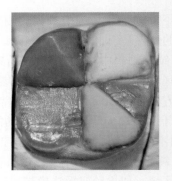

实训图 2-23　右上颌第一磨牙锥体制作完成

4) 锥体检查：锥体完成后，对锥体部的正确位置再一次进行检查和修整。静态殆时，各牙尖的蜡锥与对颌牙有约 1mm 的间隙；颊侧锥尖顶正对下颌牙的颊沟和颊外展隙，舌侧锥尖顶正对下颌牙的中央窝和殆外展隙。锥体尖的连线与上颌牙的纵殆曲线相吻合。动态殆检查时，各锥体运行顺畅，不与对颌牙发生接触（实训图 2-24~ 实训图 2-27）。

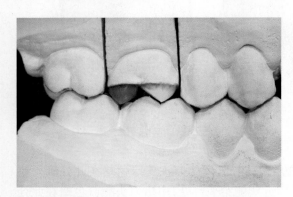

实训图 2-24　右上颌第一磨牙锥体颊侧观

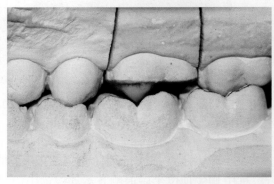

实训图 2-25　右上颌第一磨牙锥体舌侧观

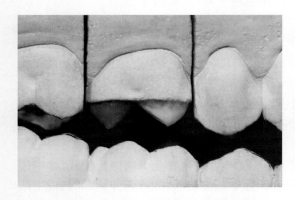

实训图 2-26　下颌侧方运动无接触

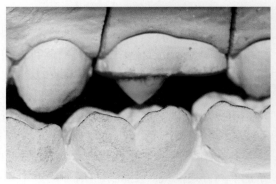

实训图 2-27　下颌趋中运动无接触

2. 功能部分堆制　上下颌后牙尖窝沟嵴明显,上颌第一磨牙设计为 9 个𬌗触点,所有𬌗触点所受𬌗力方向尽可能与牙体长轴一致。点式𬌗触点直径约 1mm,可提高咀嚼效率且功能运动中保持运行顺畅,这样才能达到优质咬合。

上下颌后牙𬌗触点的分布以实训图 2-28 为参考。命名规律如下:①号𬌗触点均位于上颌后牙的近中边缘嵴上;②号𬌗触点均位于远中边缘嵴上;③号𬌗触点位于近中颊尖三角嵴靠近中央窝处;④号𬌗触点位于远中颊尖三角嵴靠近中央窝处;⑤号𬌗触点位于第二前磨牙舌尖、磨牙近中舌尖近中舌斜面靠近牙尖顶处;⑥号𬌗触点位于第二前磨牙舌尖、磨牙近中舌尖远中舌斜面靠近牙尖顶处;⑦号𬌗触点位于远中舌尖远中牙尖嵴上;⑧号𬌗触点位于远中舌尖近中牙尖嵴上;⑨号𬌗触点位于第一、二前磨牙舌尖、磨牙近中舌尖三角嵴靠近牙尖顶处(实训图 2-28)。

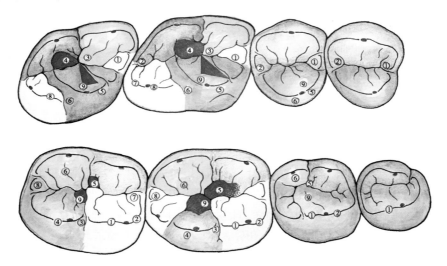

实训图 2-28　上下后牙𬌗触点图

每个𬌗触点在功能运动中都呈现出一个𬌗罗盘的特征,每完成一个𬌗触点都要对它的功能运动方向进行分析,从𬌗触点向凹陷部分的运动较容易,不易产生干扰。从𬌗触点向更凸出的部分运动,容易产生𬌗干扰。一般把𬌗触点向牙尖运动的方向,称为危险方向。为了便于大家理解,每个牙尖完成后,会对每个𬌗触点进行分析,并把危险方向放大,便于大家理解(实训图 2-29)。

(1)近中舌尖

1)形成第一条三角嵴:加绿色蜡从锥尖处出发向颊侧延伸至中央窝处,形成第一条三角嵴。第一条三角嵴制作低平,与下颌第一磨牙远中颊尖的三角嵴对应,为下颌趋中运动预留自由空间。在三角嵴靠近牙尖顶处加少量蜡,未完全凝固时关闭𬌗架与对颌牙接触形成直径约 1mm 的⑨号𬌗触点,并用雕刻刀修整。注意形成𬌗触点的位置加蜡不可过

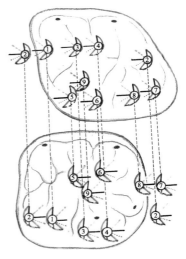

实训图 2-29　上下第一磨牙每个𬌗触点的罗盘

121

多,否则殆触点过大会影响咀嚼效率。用标记笔标记出接触区,颜色会把接触区转移至下颌第一磨牙远中颊尖三角嵴前置结节靠近中央窝处,因此,能精确检查到与对颌牙的接触情况(实训图 2-30,实训图 2-31)。

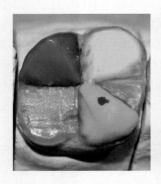
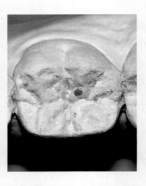
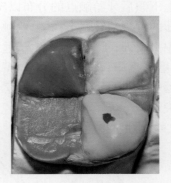

实训图 2-30　形成右上颌第一磨牙⑨号殆触点

实训图 2-31　右上颌第一磨牙⑨号殆触点对应的咬合点

实训图 2-32　形成右上颌第一磨牙近中舌尖近中副嵴

2) 形成近中副嵴:在近中舌尖三角嵴的近中形成近中副嵴,副嵴要比三角嵴低些。制作副嵴不能与三角嵴连在一起,一条副沟将两者分开(实训图 2-32)。

3) 形成近中牙尖嵴:从锥尖顶出发沿舌面近中,形成近中牙尖嵴,靠近牙尖嵴处形成⑤号殆触点。咬合于下颌第一磨牙近中舌尖三角嵴靠近中央窝处(实训图 2-33,实训图 2-34)。

4) 形成远中牙尖嵴和第二条三角嵴:加蜡从锥尖向颊侧、远中方向弯曲到达蓝色的远中颊尖锥体边界中央处,形成第二条三角嵴。该三角嵴与远中颊尖三角嵴斜行相连形成斜嵴,是上颌第一磨牙的重要解剖标志。构成了中央窝的远中部分,一方面聚拢食物,利于咀嚼;另一方面下颌第一磨牙远中颊尖咬合于斜嵴前方的中央窝内,替牙列期,阻止下颌过度后退。注意斜嵴的近远中斜面不同:近中斜面斜度较小,远中斜面斜度较大。

在两条三角嵴之间形成一条浅的副沟,称为斯图亚特沟(Sturt groove),是下颌趋中运动时,下颌第一磨牙远中颊尖的运行通道,同时也增加了咀嚼效率(实训图 2-35)。

然后堆出远中舌斜面,形成⑥号殆触点。位于远中舌斜面靠近牙尖嵴处,比⑤号殆触点

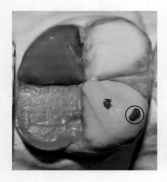
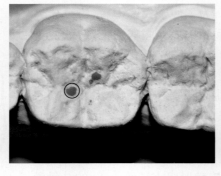
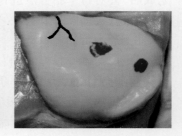

实训图 2-33　形成右上颌第一磨牙⑤号殆触点

实训图 2-34　右上颌第一磨牙⑤号殆触点对应的咬合点

实训图 2-35　右上颌第一磨牙斯图亚特沟

略靠龈方,咬合于下颌第一磨牙远中舌尖三角嵴中部。最后用雕刻刀修整近中舌尖两侧边界(实训图2-36,实训图2-37)。

5) 操作要点:⑨号𬌗触点位于舌尖三角嵴靠近舌尖顶处,堆蜡时近中舌尖应圆钝,确保即刻趋中运动运行顺畅。⑤号𬌗触点位于近中舌尖的近中舌斜面上靠近牙尖嵴处,堆蜡时近中舌尖的轴嵴应平缓,确保后退运动运行顺畅。⑥号𬌗触点位于近中舌尖的远中舌斜面上靠近牙尖嵴处,堆蜡时近中舌尖的轴嵴应平缓,确保侧方前伸运动运行顺畅(实训图2-38)。

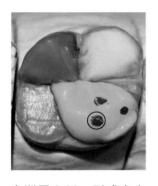 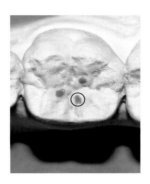 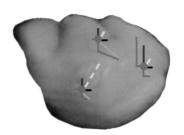

实训图2-36 形成右上颌第一磨牙⑥号𬌗触点

实训图2-37 右上颌第一磨牙⑥号𬌗触点对应的咬合点

实训图2-38 右上颌第一磨牙⑨、⑤、⑥号𬌗触点危险的运动方向

6) 功能检查:在𬌗架上检查各个𬌗触点的位置及与对颌牙的接触紧密度。下颌做各种功能运动,确保近中舌尖及每个触点的运行顺畅。如果下颌功能运动中,𬌗触点有干扰,说明𬌗触点的位置有误,应重新制作(实训图2-39~实训图2-41)。

(2) 远中颊尖

1) 形成三角嵴:加蜡从锥尖出发向舌侧方向与近中舌尖的第二条三角嵴相连形成斜嵴,在三角嵴近中斜面靠近中央窝处形成

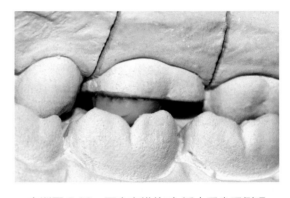

实训图2-39 牙尖交错位时,近中舌尖舌侧观

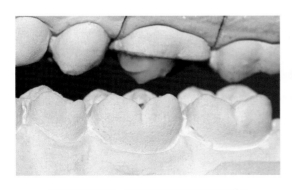 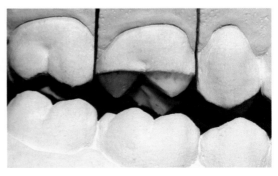

实训图2-40 下颌趋中运动运行顺畅

实训图2-41 下颌侧方运动运行顺畅

123

Caesar 结节,形成④号𬌗触点,咬合于下颌第一磨牙远中颊尖的远中颊斜面上靠近牙尖嵴处(实训图 2-42,实训图 2-43)。

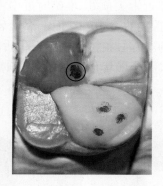 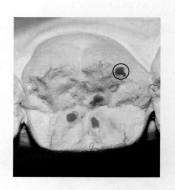

实训图 2-42　形成右上颌第一磨牙④号𬌗触点　　实训图 2-43　右上颌第一磨牙④号𬌗触点对应的咬合点

2) 形成近中牙尖嵴和近中副嵴:从锥尖出发向近中加蜡至近中颊尖远中边界处,然后弯向舌侧至前置结节处。

3) 形成远中牙尖嵴和远中边缘嵴:从锥尖出发向远中加蜡至锥体的舌侧边界处,在远中边缘嵴上形成②号𬌗触点,咬合于下颌第二磨牙的近中颊尖的近中牙尖嵴上(实训图 2-44,实训图 2-45)。

4) 操作要点:④号𬌗触点位于远中颊尖三角嵴近中副嵴上,堆蜡时远中颊尖三角嵴的近中斜面应平缓或稍凹陷,远中颊尖的近中副沟位于该触点的侧方运动轨迹上。在下颌后退侧方运动时,为下颌第一磨牙远中颊尖预留空间,确保侧方后退运动运行顺畅。②号𬌗触点位于远中边缘嵴中部,堆蜡时远中颊尖的远中副沟应越过该接触点的侧方前伸运动轨迹,确保下颌侧方前伸运动运行顺畅(实训图 2-46)。

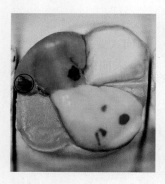 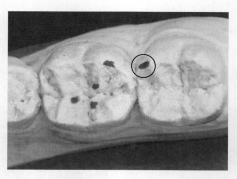 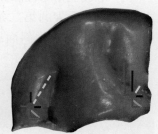

实训图 2-44　形成右上颌第一磨牙②号𬌗触点　　实训图 2-45　右上颌第一磨牙②号𬌗触点对应的咬合点　　实训图 2-46　右上颌第一磨牙④、②号𬌗触点危险的运动方向

5) 功能检查:在𬌗架上检查各个𬌗触点的位置及与对颌牙的接触紧密度。做各种功能运动,确保远中颊尖及每个触点的运行顺畅(实训图 2-47~ 实训图 2-49)。

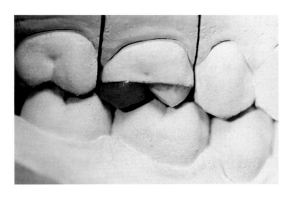

实训图 2-47　牙尖交错位时,远中颊尖颊侧观

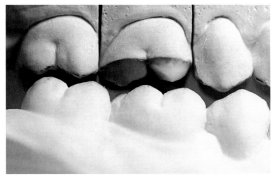

实训图 2-48　下颌侧方运动运行顺畅

(3) 近中颊尖

1) 形成三角嵴:从锥尖出发沿远中舌侧方向通往中央窝形成三角嵴,在三角嵴靠近中央窝处形成③号𬌗触点,咬合于下颌第一磨牙远中颊尖的近中颊斜面靠近牙尖嵴处(实训图 2-50,实训图 2-51)。

2) 形成近中牙尖嵴和近中副嵴:从锥尖出发向近中加蜡形成牙尖嵴,然后几乎呈直角的转向舌侧𬌗面中央形成近中副嵴,舌侧方向不可越过前伸运动线(实训图 2-50)。

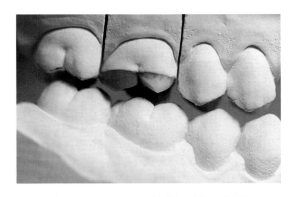

实训图 2-49　下颌前伸运动运行顺畅

3) 形成远中牙尖嵴和远中副嵴:从锥尖处向远中方向加蜡止于远中颊尖近中边界,形成远中牙尖嵴。然后转向舌侧加蜡形成远中副嵴,止于远中颊尖的前置结节处(实训图 2-50)。

4) 操作要点:③号𬌗触点位于近中颊尖的三角嵴靠近中央窝处,应降低近中颊尖三角嵴的高度,使三角嵴的近远中斜面平缓,确保侧方、前伸运动运行顺畅。堆蜡时如果高度、斜度太大,极易产生𬌗干扰(实训图 2-52)。

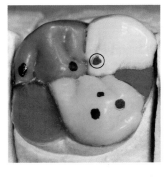

实训图 2-50　形成右上颌第一磨牙③号𬌗触点

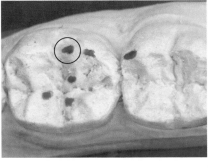

实训图 2-51　右上颌第一磨牙③号𬌗触点对应的咬合点

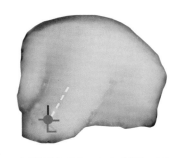

实训图 2-52　右上颌第一磨牙③号𬌗触点危险的运动方向

5) 功能检查:同上(实训图 2-53~ 实训图 2-55)。

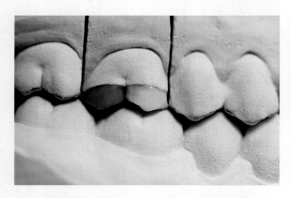

实训图 2-53　牙尖交错位时,近中颊尖颊侧观

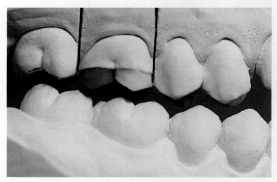

实训图 2-54　下颌前伸运动运行顺畅

(4) 近中边缘嵴

1) 此区段形成一个独立的台式结构,位于近中颊尖与近中舌尖之间,可以看作是近中颊尖与近中舌尖的连接段。用黑色蜡在此区段加蜡形成①号𬌗触点,咬合于下颌第一磨牙的近中颊尖的远中牙尖嵴上(实训图 2-56,实训图 2-57)。

2) 操作要点:①号𬌗触点位于近中边缘嵴中部,侧方运动方向指向牙尖,堆蜡时近中颊尖的近中副沟应越过该接触点的侧方运动轨迹,确保下颌侧方运动运行顺畅(实训图 2-58)。

3) 功能检查:同上。

(5) 远中舌尖

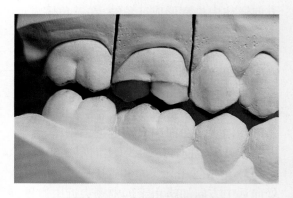

实训图 2-55　下颌侧方运动运行顺畅

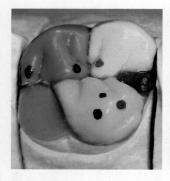

实训图 2-56　形成右上颌第一磨牙①号𬌗触点

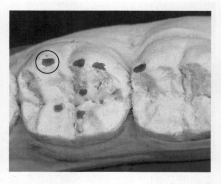

实训图 2-57　右上颌第一磨牙①号𬌗触点对应的咬合点

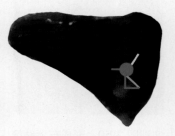

实训图 2-58　右上颌第一磨牙①号𬌗触点危险的运动方向

1)形成蜡锥:在远中舌侧殆平台上,用白色蜡堆制一个蜡锥,其锥尖顶对应于下颌第一、第二磨牙的殆外展隙(实训图2-59)。

2)形成三角嵴:向近中颊侧加蜡形成三角嵴(实训图2-60)。

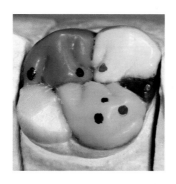
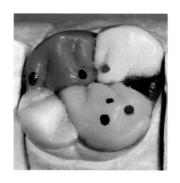

实训图 2-59　形成右上颌第一磨牙远中舌尖蜡锥　　实训图 2-60　形成右上颌第一磨牙远中舌尖三角嵴

3)形成近中牙尖嵴和近中副嵴:从锥尖顶处出发向近中加蜡形成近中牙尖嵴,然后转向颊侧加蜡形成近中副嵴。在近中牙尖嵴上形成⑧号殆触点,咬合于下颌第一磨牙远中尖的远中牙尖嵴上(实训图2-61,实训图2-62)。

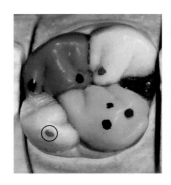
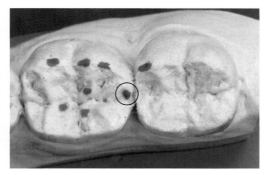

实训图 2-61　形成右上颌第一磨牙⑧号殆触点　　实训图 2-62　右上颌第一磨牙⑧号殆触点对应的咬合点

4)形成远中牙尖嵴和远中边缘嵴:从锥尖出发向远中加蜡形成远中牙尖嵴,然后成弧形转向颊侧形成远中边缘嵴,止于远中颊尖的远中边缘嵴处。此时在远中牙尖嵴上形成⑦号殆触点,咬合于下颌第二磨牙的近中舌尖近中牙尖嵴上(实训图2-63,实训图2-64)。

5)操作要点:⑧号殆触点位于远中舌尖的近中牙尖嵴上,堆蜡时远中舌尖应圆钝,确保下颌后退运动运行顺畅。⑦号殆触点位于远中舌尖的远中牙尖嵴上,堆蜡时远中舌尖应圆钝,确保下颌前伸运动运行顺畅(实训图2-65)。

6)功能检查:同上。

3. 检查邻接关系　上颌第一磨牙近中邻接点位于殆 1/3 与颊 1/3、中 1/3 交界处,远中邻接点位于殆 1/3 与中 1/3、舌 1/3 交界处。取下制备牙的代型,在邻面加蜡形成接触区。代

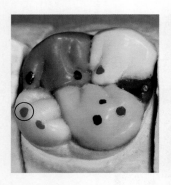

实训图 2-63　形成右上颌第一磨牙⑦号𬌗触点

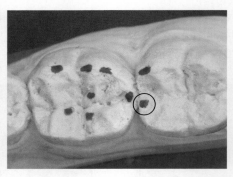

实训图 2-64　右上颌第一磨牙⑦号𬌗触点对应的咬合点

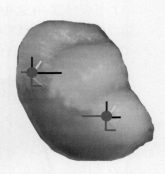

实训图 2-65　右上颌第一磨牙⑧、⑦号𬌗触点危险的运动方向

型复位于模型上,将复写纸放于两牙邻接处,左手固定模型,右手将复写纸向外抽出,如复写纸抽出时有阻力且复写纸不破损说明邻接松紧度正常(实训图 2-66~ 实训图 2-68)。

4. 功能检查　将制作好的蜡型在𬌗架上进行进一步检查。牙尖交错位时,各𬌗触点咬合接触紧密;颊侧观,表现为浅覆𬌗、浅覆盖关系;颊尖高度与牙列纵𬌗曲线相一致;𬌗触点均位于牙尖或嵴的最凸点的位置,直径约 1mm。动态𬌗时,在前牙的导向过程中,各牙尖与𬌗触点运行顺畅(实训图 2-69~ 实训图 2-73)。

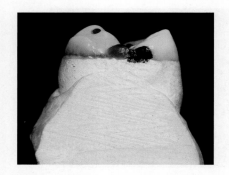

实训图 2-66　右上颌第一磨牙近中接触区

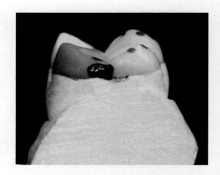

实训图 2-67　右上颌第一磨牙远中接触区

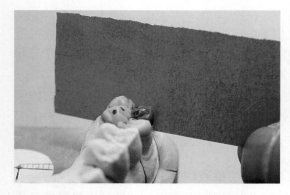

实训图 2-68　检查右上颌第一磨牙邻接关系

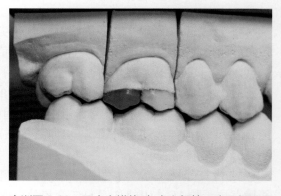

实训图 2-69　牙尖交错位时,右上颌第一磨牙颊面观

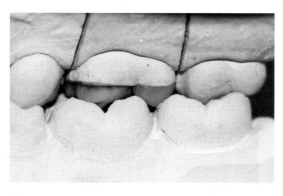

实训图 2-70　牙尖交错位时,右上颌第一磨牙舌面观

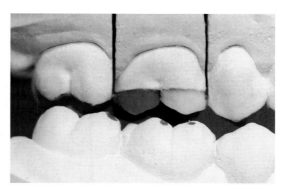

实训图 2-71　下颌侧方运动运行顺畅

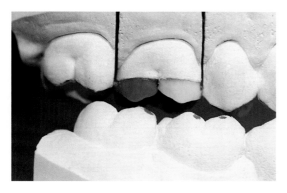

实训图 2-72　下颌前伸运动运行顺畅

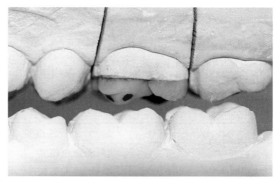

实训图 2-73　下颌趋中运动运行顺畅

5. 精修　用雕刻刀对牙齿的各轴面进行精修,保证蜡型表面光滑平整,上颌第一磨牙堆蜡最终完成(实训图 2-74~ 实训图 2-77)。

【注意事项】

1. 堆蜡过程必须在𬌗架上进行。

2. 绘制𬌗罗盘必须根据𬌗架中的个性化运动轨迹进行。

3. 每个𬌗触点完成后,在𬌗架上检查下颌各种功能运动是否顺畅。

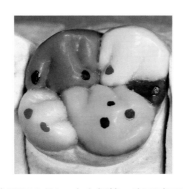

实训图 2-74　右上颌第一磨牙𬌗面观

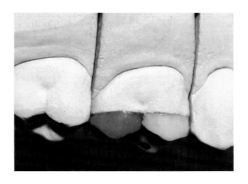

实训图 2-75　右上颌第一磨牙颊面观

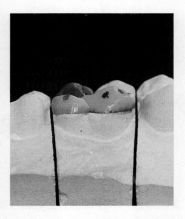

实训图 2-76　右上颌第一磨牙舌面观

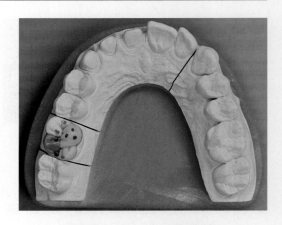

实训图 2-77　上颌牙列整体观

【实训报告与评定】
评分标准如下：

牙列中右上颌第一磨牙系统性功能堆蜡评分标准

学号：_____　姓名：_____

考核内容	考核要点	配分	得分
咬合	⑨号𬌗触点位置、大小、接触紧密	5	
	⑤号𬌗触点位置、大小、接触紧密	5	
	⑥号𬌗触点位置、大小、接触紧密	5	
	④号𬌗触点位置、大小、接触紧密	5	
	②号𬌗触点位置、大小、接触紧密	5	
	③号𬌗触点位置、大小、接触紧密	5	
	①号𬌗触点位置、大小、接触紧密	5	
	⑧号𬌗触点位置、大小、接触紧密	5	
	⑦号𬌗触点位置、大小、接触紧密	5	
	下颌功能运动运行顺畅	10	
邻接	近中接触区	5	
	远中接触区	5	
形态	近中颊尖位置、大小	3	
	远中颊尖位置、大小	3	
	近中舌尖位置、大小	3	
	远中舌尖位置、大小	3	
	颊沟位置、走行	3	
	舌沟位置、走行	3	
整体情况	纵𬌗曲线	7	
	覆𬌗、覆盖关系	10	
总分		100	

【思考题】

1. 简述上颌第一磨牙功能性形态特点。

2. 简述牙列中上颌第一磨牙系统性功能堆蜡技术的方法与步骤。

二、右上颌前牙的堆蜡技术

前牙的主要功能为美观、切割食物、导向、发音。其中,前牙导向功能的正确建立,对义齿修复的成败起关键性作用。如果没有良好的前牙导向功能,则会影响前牙的美观,也容易造成后牙的殆干扰,甚至会对口颌系统造成损伤。系统性功能堆蜡技术是从堆制各牙的锥体开始,先恢复静态殆时上下颌前牙的殆触点,再恢复动态殆时上前牙舌面的导向结构。因此,堆制的重点是上颌前牙舌面的导向结构及形态,以恢复患者原有的个性化导向功能。

【目的与要求】

1. 掌握牙列中上颌前牙系统性功能堆蜡的方法与步骤。

2. 掌握上颌前牙殆触点的位置及导向结构的制作方法。

【实训内容】

在牙列模型上完成右上颌中切牙、侧切牙、尖牙的系统性功能堆蜡。

【实训用品】

同"右上颌第一磨牙的堆蜡技术"。

【实训时间】 48 学时

【方法与步骤】

(一) 基础部分堆制

1. 涂布分离剂 用软毛刷在代型表面均匀涂布一层分离剂。

2. 加内衬蜡 用蜡刀分别在已制备好的牙上加约 0.3mm 厚的内衬蜡,目的是在硬度较大的石膏代型和雕刻蜡之间形成缓冲层,有利于蜡型的脱模(实训图 2-78,实训图 2-79)。

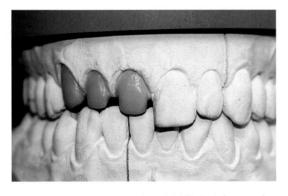

实训图 2-78 右上颌前牙内衬蜡完成(唇面观)

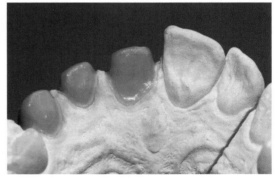

实训图 2-79 右上颌前牙内衬蜡完成(舌面观)

3. 形成蜡锥 根据对侧同名牙的高度、牙弓弧度确定锥体的高度和位置,在底冠切缘向上加绿色蜡,高度与左上中切牙一致,宽度为对侧同名牙的2/3。用绿色蜡堆制出各轴面颈1/3的解剖形态,唇面突度从切端观与对侧同名牙一致。要求锥体舌面与对颌牙有1.0~1.5mm 的间隙(实训图 2-80~ 实训图 2-82)。

(二) 功能部分堆制

上颌前牙的𬌗触点一般位于舌面的近远中边缘嵴中 1/3 处(实训图 2-83)。

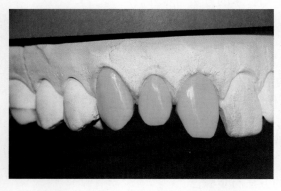

实训图 2-80　右上颌前牙蜡锥完成(唇面观)

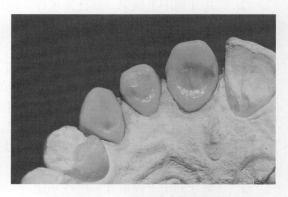

实训图 2-81　右上颌前牙蜡锥完成(舌面观)

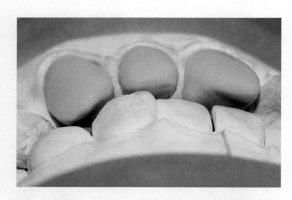

实训图 2-82　右上颌前牙与对颌牙无咬合接触

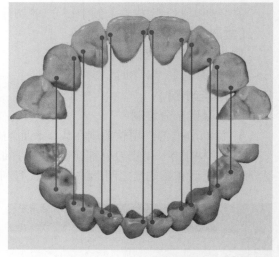

实训图 2-83　上下颌前牙𬌗触点分布图

1. 右上颌中切牙

(1) 形成近远中切角:左手拿模型(切端向下),右手拿蜡刀蘸黑色蜡分别在蜡锥的切缘两侧处向下、向近远中 45° 加蜡形成蜡柱,高度、宽度与对侧同名牙协调一致(实训图 2-84,实训图 2-85)。

(2) 建立𬌗触点:下颌中切牙的切缘咬合于上颌中切牙的近中边缘嵴中 1/3 处,下颌侧切牙的切缘靠近近中,咬合于上颌中切牙的远中边缘嵴中 1/3 处。观察上下颌前牙的咬合关系,用蜡刀蘸红色蜡滴在近远中边缘嵴上,闭合𬌗架与下颌切牙形成咬合接触,接触点直径约 1mm(实训图 2-86~ 实训图 2-88)。

(3) 形成近远中边缘嵴:上颌中切牙的近远中边缘嵴在下颌前伸运动过程中起前伸导向作用,下颌切牙的切缘沿着上颌切牙的近远中边缘嵴向前下线性、均匀、不间断的滑行(实训

图 2-89),达到切缘相对的位置。用蜡刀蘸黑色蜡从殆触点向切端加蜡,待蜡块凝固时闭合殆架,根据调好的切导盘角度,切导杆沿着切导盘向后上移动至上下切牙切缘相对的位置。在舌侧近远中边缘嵴所加蜡的表面会形成导向印迹。用雕刻刀修整其形状,完成近远中边缘嵴。如果患者具有长正中时,在殆触点区应有一个向前的自由空间,然后再形成向前下的导向轨迹。

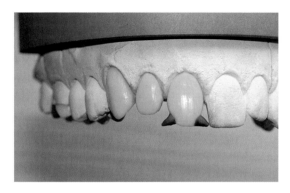

实训图 2-84　右上颌中切牙近远中切角(唇面观)

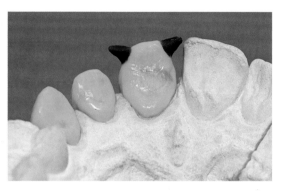

实训图 2-85　右上颌中切牙近远中切角(舌面观)

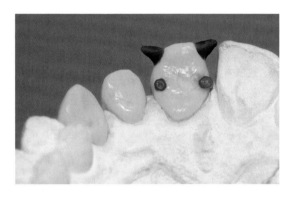

实训图 2-86　右上颌中切牙近远中边缘嵴上的殆触点

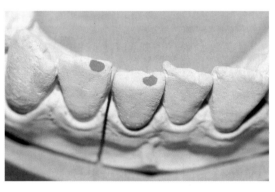

实训图 2-87　下颌前牙对应的殆触点

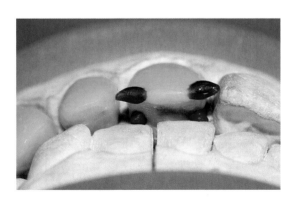

实训图 2-88　右上颌中切牙殆触点的建立

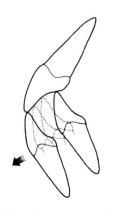

实训图 2-89　前牙导向过程

近远中边缘嵴形成后,则形成舌窝。舌窝的矢向曲度与前伸髁导斜度、患者的闭口弧大小呈正相关;水平向曲度与侧方运动时下颌的旋转半径相关,此曲度比下颌的旋转弧度略大一些,以便留出空间排溢通道而不会阻碍旋转(实训图 2-90~ 实训图 2-92)。

(4) 形成唇面近远中缘和切缘:用蜡刀蘸黑色蜡从近远中切角处向颈 1/3 处加蜡,形成近远中缘,加蜡恢复切缘;发育沟与横纹的制作见《牙体形态与功能》一书中"实训四 系统性仿天然牙堆蜡技术"(实训图 2-93)。

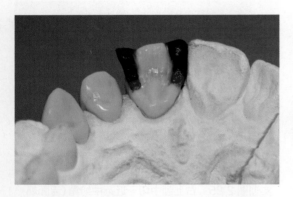

实训图 2-90 形成右上颌中切牙近远中边缘嵴

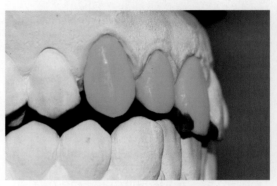

实训图 2-91 在𬌗架上形成切牙前伸导向

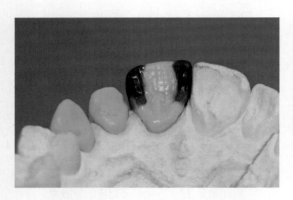

实训图 2-92 右上颌中切牙舌面完成

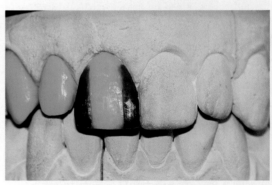

实训图 2-93 右上颌中切牙唇面完成

2. 右上颌侧切牙

(1) 形成近远中切角:上颌侧切牙近远中边缘嵴参与下颌的侧方前伸运动。左手拿模型(切端向下),右手拿蜡刀蘸黄色蜡分别在蜡锥的切缘两侧处向下、向近远中 45°加蜡形成蜡柱,高度、宽度与对侧同名牙一致(实训图 2-94,实训图 2-95)。

(2) 建立𬌗触点:下颌侧切牙的切缘靠近远中咬合于上颌侧切牙的近中边缘嵴,下颌尖牙的近中牙尖嵴咬合于上颌侧切牙的

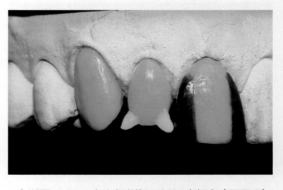

实训图 2-94 右上颌侧切牙近远中切角(唇面观)

远中边缘嵴。闭合𬗟架观察上下牙的咬合关系,用蜡刀蘸红色蜡滴在近远中边缘嵴上,分别与下颌侧切牙和尖牙近中牙尖嵴形成咬合接触(实训图 2-96~ 实训图 2-98)。

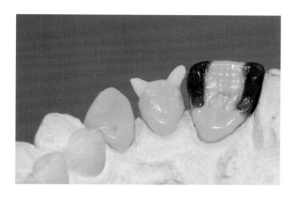

实训图 2-95　右上颌侧切牙近远中切角(舌面观)

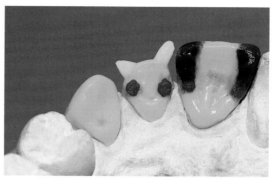

实训图 2-96　右上颌侧切牙近远中边缘嵴上的𬗟触点

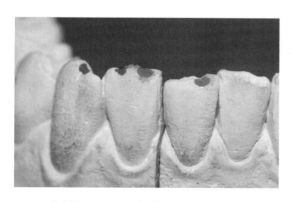

实训图 2-97　下颌前牙对应的咬合点

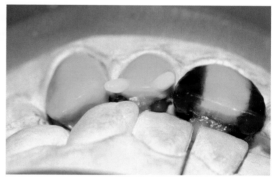

实训图 2-98　右上颌侧切牙𬗟触点的建立

(3) 形成近远中边缘嵴:上颌侧切牙的近远中边缘嵴在下颌侧方前伸运动过程中起导向作用,下颌侧切牙的切缘和尖牙的近中牙尖嵴沿着上颌侧切牙的近远中边缘嵴向侧前下滑行。用蜡刀蘸黄色蜡从𬗟触点向切端加蜡,待蜡块凝固时闭合𬗟架,根据调好的切导盘角度,切导杆沿着切导盘向后上移动至上下颌切牙切缘相对的位置。在舌侧近远中边缘嵴所加蜡的表面会形成导向印迹。用雕刻刀修整其形状,完成近远中边缘嵴。形成舌窝形状的方法与中切牙一致(实训图 2-99,实训图 2-100)。

(4) 形成唇面近远中缘和切缘:用蜡刀蘸黄色蜡从近远中切角处向颈 1/3 处加蜡,形成近远中缘,加蜡恢复切缘,发育沟与横纹

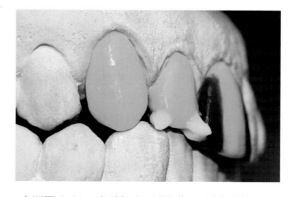

实训图 2-99　在𬗟架上形成侧切牙侧方前伸导向

的制作见《牙体形态与功能》一书中"实训四　系统性仿天然牙堆蜡技术"(实训图2-101)。

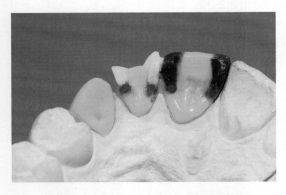

实训图2-100　右上颌侧切牙舌面完成

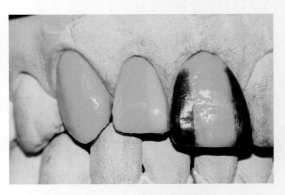

实训图2-101　右上颌侧切牙唇面完成

3. 上颌尖牙

(1) 形成近远中切角:上颌尖牙既参与前伸导向,又是侧方导向的主导。用蓝色蜡恢复近远中切角。左手拿模型(切端向下),右手拿蜡刀蘸蓝色蜡分别在蜡锥的近远中靠近切端处加蜡形成蜡柱,高度、宽度与对侧同名牙一致(实训图2-102,实训图2-103)。

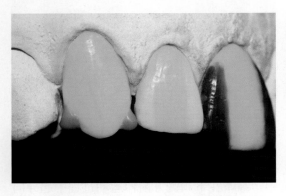

实训图2-102　右上颌尖牙唇面观

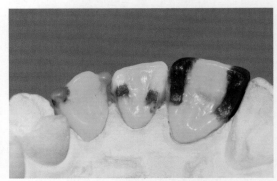

实训图2-103　右上颌尖牙舌面观

(2) 建立𬌗触点:下颌尖牙的远中牙尖嵴咬合于上颌尖牙的近中边缘嵴,下颌第一前磨牙的近中牙尖嵴咬合于上颌尖牙的远中边缘嵴。闭合𬌗架观察上下牙的咬合关系,用蜡刀蘸红色蜡滴在近远中边缘嵴上分别与下颌尖牙的远中牙尖嵴和第一前磨牙颊尖的近中牙尖嵴形成咬合接触(实训图2-104~实训图2-106)。

(3) 形成尖牙导向路径:上颌尖牙的远中边缘嵴参与最初的前伸导向,用蜡刀蘸

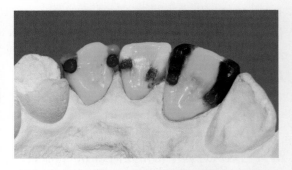

实训图2-104　右上颌尖牙近远中边缘嵴上的𬌗触点

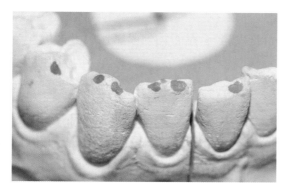

实训图 2-105　下颌对应的咬合点

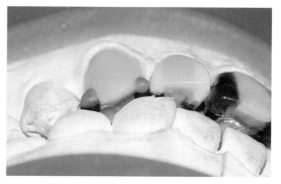

实训图 2-106　右上颌尖牙𬌗触点的建立

　　红色蜡在远中边缘嵴上的𬌗触点近中加少许蜡,待蜡块凝固时,闭合𬌗架,根据调好的切导盘角度,切导杆沿着切导盘向后上移动约 1mm,在所加蜡的表面会形成较短的前伸导向印迹。

　　上颌尖牙的近中舌斜面在下颌侧方运动过程中起导向作用,下颌尖牙的远中唇斜面沿着上颌尖牙的近中舌斜面向侧下滑行。用蜡刀蘸蓝色蜡从𬌗触点向牙尖顶加蜡,待蜡块凝固时,闭合𬌗架,根据调好的切导盘角度,切导杆沿着切导盘向后外移动,在所加蜡的表面就会形成侧方导向印迹,用雕刻刀修整其形状,完成尖牙导向(实训图 2-107~ 实训图 2-109)。

　　(4) 形成唇面近远中缘和近远中牙尖嵴:参照对侧同名牙,用蓝色蜡恢复唇面近远中缘形态。与侧切牙远中、第一前磨牙近中形成邻面接触。加蜡恢复近远中牙尖嵴(实训图 2-110)。

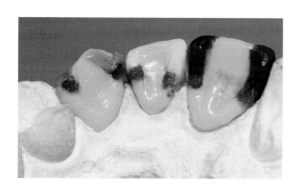

实训图 2-107　右上颌尖牙牙尖顶加蜡

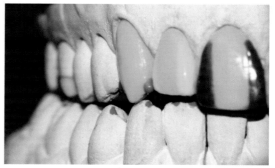

实训图 2-108　在𬌗架上形成尖牙侧方导向

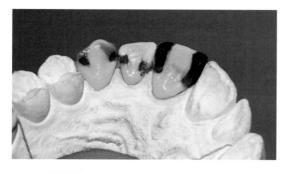

实训图 2-109　右上颌尖牙舌面完成

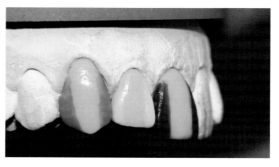

实训图 2-110　右上颌尖牙唇面完成

(三) 功能检查

闭合𬌗架,先检查静态𬌗,𬌗触点的位置是否正确,咬合是否均匀紧密接触。再检查动态𬌗,下颌做各种功能运动,观察在运动过程中各导向结构是否呈线性、均匀、不间断的(实训图 2-111~ 实训图 2-115)。

(四) 精修

用雕刻刀刮除颈缘以下的内衬蜡,并沿着解剖结构(发育沟、颈部横纹)方向精修,最后用丝巾轻轻擦拭唇面,擦拭时方向与解剖结构方向一致。注意:𬌗触点与导向结构不可精修、擦拭(实训图 2-116~ 实训图 2-118)。

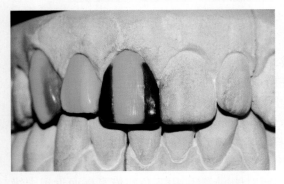

实训图 2-111　牙尖交错位唇面观

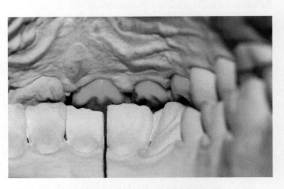

实训图 2-112　牙尖交错位舌面观

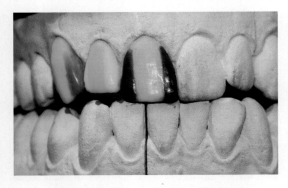

实训图 2-113　下颌前伸运动唇面观

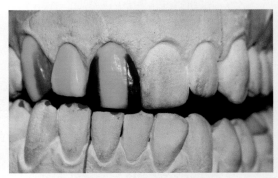

实训图 2-114　下颌侧方运动唇面观

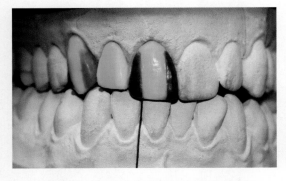

实训图 2-115　下颌侧方前伸运动唇面观

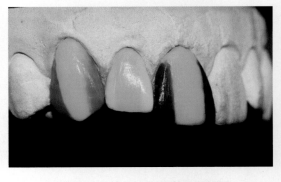

实训图 2-116　右上颌前牙唇面观

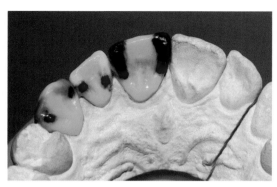

实训图 2-117　右上颌前牙舌面观

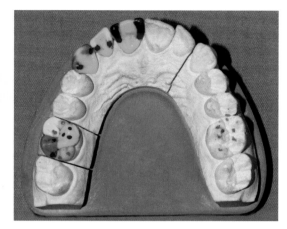

实训图 2-118　上颌牙列整体观

【注意事项】

1. 操作过程中,注意每个殆触点的位置、大小。

2. 注意各牙导向结构的方向及幅度。

【实训报告与评定】

评分标准如下:

牙列中右上颌前牙系统性功能堆蜡评分标准

学号:_____　姓名:_____

考核内容	考核要点	配分	得分
咬合	整体咬合高低	10	
	中切牙殆触点	5	
	侧切牙殆触点	5	
	尖牙殆触点	5	
导向路径	中切牙导向路径	10	
	侧切牙导向路径	10	
	尖牙导向路径	10	
形态	中切牙形态	10	
	侧切牙形态	10	
	尖牙形态	10	
整体情况	牙体各部分光滑	5	
	整体协调	10	
总分		100	

【思考题】

1. 简述上颌前牙的功能性形态特点。

2. 简述前牙导向结构的方向、幅度大小与哪些因素有关?

三、左下颌后牙的堆蜡技术

【目的与要求】

1. 掌握牙列中下颌后牙𬌗接触的位置、大小及制作要求。
2. 掌握下颌后牙制作中牙尖高度、斜度的设计及与髁导斜度的关系。
3. 掌握𬌗曲线的设计。
4. 掌握各牙邻接区的制作及接触区的位置、形状。

【实训内容】

在牙列模型上完成下颌第一、第二前磨牙及第一、第二磨牙的系统性功能堆蜡。

【实训用品】

同右上颌第一磨牙的堆蜡技术。

【实训时间】 24 学时

【方法与步骤】

（一）基础部分构建

1. 制作𬌗平台

（1）分别取出各制备牙的代型,用软毛刷均匀涂布一层分离剂,用蜡刀在代型表面均匀加一层厚约 0.3mm 的内衬蜡,内衬蜡超过颈缘线 0.5mm,防止蜡型收缩引起边缘不密合(实训图 2-119)。

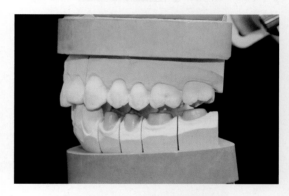

实训图 2-119　左下颌后牙内衬蜡完成

（2）左下颌第一、第二前磨牙及第一、第二磨牙𬌗平台的制作见《牙体形态与功能》一书中"实训四　系统性仿天然牙堆蜡技术"(实训图 2-120)。

（3）从𬌗架矢状面观察,𬌗平台与对颌牙牙尖的间隙应不小于 1.5~2.0mm(实训图 2-121)。

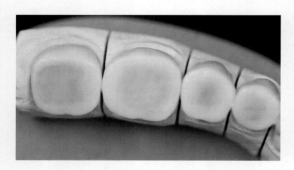

实训图 2-120　左下颌后牙𬌗平台完成

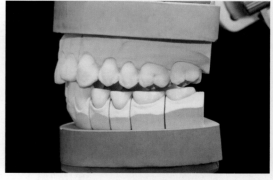

实训图 2-121　矢状面观察𬌗平台与对颌牙牙尖的间隙

2. 绘制𬌗罗盘　用标记笔分别在左下第一前磨牙、第二前磨牙、第一磨牙、第二磨牙𬌗平台上绘制𬌗罗盘。方法同上颌第一磨牙𬌗罗盘绘制法(实训图 2-122)。

3. 牙尖定点

(1) 下颌第一前磨牙牙尖定点:颊尖顶位于下颌趋中运动边界弯曲部,用蜡刀头蘸绿色蜡在此处滴一蜡球;舌尖顶位于下颌后退侧方运动线近中边界靠近舌侧骀平台处,用蜡刀头蘸蓝色蜡在此处滴一蜡球。从骀架上观察,颊尖定位蜡球正对上颌尖牙与第一前磨牙的骀外展隙;舌尖定位蜡球正对上颌尖牙与第一前磨牙的舌外展隙(实训图 2-123~ 实训图2-125)。

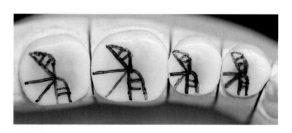

实训图 2-122　左下颌后牙骀罗盘

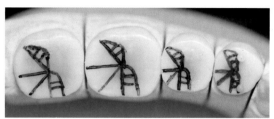

实训图 2-123　左下颌第一前磨牙牙尖定点

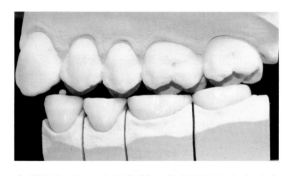

实训图 2-124　左下颌第一前磨牙牙尖定点咬合
(颊侧观)

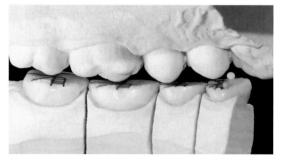

实训图 2-125　左下颌第一前磨牙牙尖定点咬合
(舌侧观)

(2) 下颌第二前磨牙牙尖定点:颊尖顶位于下颌趋中运动边界弯曲部,用蜡刀头蘸绿色蜡在此处滴一蜡球;近中舌尖顶位于下颌后退侧方运动线近中边界靠近舌侧骀平台处,用蜡刀头蘸蓝色蜡在此处滴一蜡球;远中舌尖位于下颌侧方前伸运动线靠近舌侧骀平台处,用蜡刀头蘸黄色蜡在此处滴一蜡球。从骀架上观察,颊尖定位蜡球正对上颌第一前磨牙与第二前磨牙的骀外展隙;近中舌尖定位蜡球正对上颌第一前磨牙与第二前磨牙的舌外展隙;远中舌尖位于上颌第二前磨牙舌尖的舌侧(实训图 2-126~ 实训图 2-128)。

(3) 下颌第一磨牙牙尖定点:远中颊尖顶位于下颌趋中运动边界弯曲部,用蜡刀头蘸绿色蜡在此处滴一蜡球;近中舌尖顶位于下颌后退侧方运动线近中边界靠近舌侧

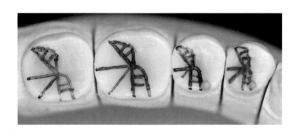

实训图 2-126　左下颌第二前磨牙牙尖定点

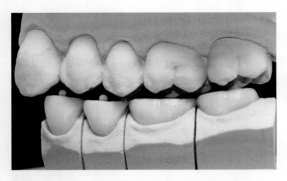

实训图 2-127　左下颌第二前磨牙牙尖定点咬合（颊侧观）

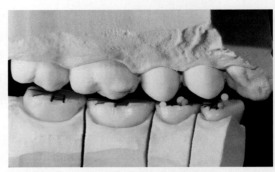

实训图 2-128　左下颌第二前磨牙牙尖定点咬合（舌侧观）

𬌗平台处,用蜡刀头蘸蓝色蜡在此处滴一蜡球;远中舌尖顶位于下颌侧方前伸运动线靠近舌侧𬌗平台处,用蜡刀头蘸黄色蜡在此处滴一蜡球。从𬌗架上观察,远中颊尖定位蜡球正对上颌第一磨牙的中央窝;近中舌尖定位蜡球正对上颌第二前磨牙与第一磨牙的舌外展隙;远中舌尖位于上颌第一磨牙的远中舌沟(实训图 2-129~ 实训图 2-131)。

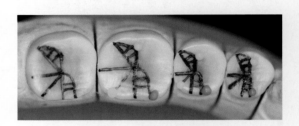

实训图 2-129　左下颌第一磨牙牙尖定点

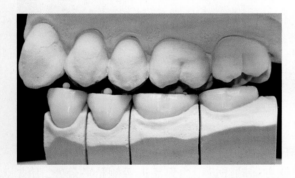

实训图 2-130　左下颌第一磨牙牙尖定点咬合（颊侧观）

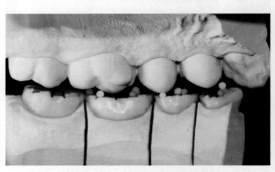

实训图 2-131　左下颌第一磨牙牙尖定点咬合（舌侧观）

　　(4) 下颌第二磨牙牙尖定点:远中颊尖顶位于下颌趋中运动边界弯曲部,用蜡刀头蘸绿色蜡在此处滴一蜡球;近中舌尖顶位于下颌后退侧方运动线近中边界靠近舌侧𬌗平台处,用蜡刀头蘸蓝色蜡在此处滴一蜡球;远中舌尖顶位于下颌侧方前伸运动线靠近舌侧𬌗平台处,用蜡刀头蘸黄色蜡在此处

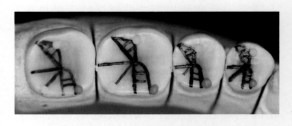

实训图 2-132　左下颌第二磨牙牙尖定点

滴一蜡球。从𬌗架上观察,远中颊尖定位蜡球正对上颌第二磨牙的中央窝;近中舌尖定位蜡球正对上颌第一磨牙与第二磨牙的舌外展隙;远中舌尖位于上颌第二磨牙的远中舌沟(实训图2-132~实训图2-134)。

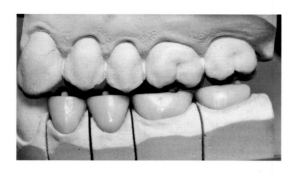 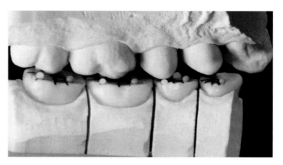

实训图2-133　左下颌第二磨牙牙尖定点咬合(颊侧观)

实训图2-134　左下颌第二磨牙牙尖定点咬合(舌侧观)

4. 蜡锥制作

(1) 下颌第一前磨牙蜡锥制作:用绿色蜡堆制颊尖蜡锥,舌侧边界止于前伸运动线及其反延长线上。用蓝色蜡堆制舌尖蜡锥,颊侧边界止于前伸运动线及其反延长线上(实训图2-135)。

(2) 下颌第二前磨牙蜡锥制作:用绿色蜡来堆制颊尖蜡锥,舌侧边界止于前伸运动线及反延长线上。用蓝色蜡堆制近中舌尖蜡锥,颊侧边界止于前伸运动线反延长线上,远中边界止于侧方运动线上。用黄色蜡堆制远中舌尖蜡锥,颊侧边界止于前伸运动线上,近中边界止于侧方运动线上(实训图2-135)。

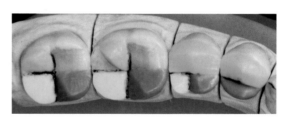

实训图2-135　左下颌后牙蜡锥完成

(3) 下颌第一磨牙蜡锥制作:下颌第一磨牙的远中颊尖蜡锥指向上颌第一磨牙的中央窝,即𬌗罗盘原点的位置。用绿色蜡堆制远中颊尖蜡锥,蜡锥的远中边界止于趋中运动线,近中边界止于侧向运动线反延长线上。用蓝色蜡堆制近中舌尖蜡锥,蜡锥远中边界止于侧方运动线上,颊侧边界止于前伸运动线的反向延长线上。用黄色蜡堆制远中舌尖蜡锥,蜡锥近中边界止于侧方运动线上,颊侧边界止于前伸运动线上(实训图2-135)。

(4) 下颌第二磨牙蜡锥制作:下颌第二磨牙的远中颊尖蜡锥指向上颌第二磨牙的中央窝,即𬌗罗盘原点的位置。用绿色蜡堆制远中颊尖蜡锥,蜡锥的远中边界止于趋中运动线,近中边界止于侧向运动线反延长线上。用蓝色蜡堆制近中舌尖蜡锥,蜡锥远中边界止于侧方运动线上,颊侧边界止于前伸运动线的反向延长线上。用黄色蜡堆制远中舌尖蜡锥,蜡锥近中边界止于侧方运动线上,颊侧边界止于前伸运动线上(实训图2-135)。

(5) 蜡锥检查:蜡锥完成后,对蜡锥的正确位置再一次进行检查和修整。静态𬌗时,各牙的蜡锥与对颌牙有1.0~1.5mm的间隙;各牙的颊侧锥尖顶正对上颌牙的外展隙或中央窝,舌侧锥尖顶正对上颌牙的外展隙或舌沟处。锥体的高度与下颌的纵𬌗曲线相吻合。动态𬌗检查时,各蜡锥运行顺畅,不与对颌牙发生接触(实训图 2-136~ 实训图 2-139)。

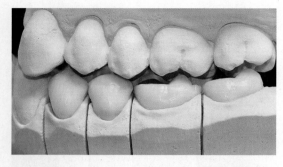

实训图 2-136　左下颌后牙蜡锥完成(颊侧观)

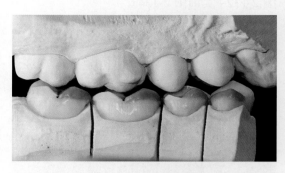

实训图 2-137　左下颌后牙蜡锥完成(舌侧观)

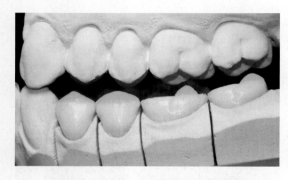

实训图 2-138　下颌侧方运动无接触

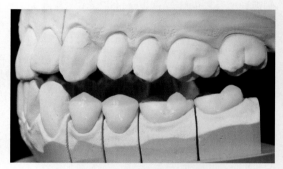

实训图 2-139　下颌前伸运动无接触

(二) 功能部分堆制

咬合设计为点式接触,根据实训图 2-28 的𬌗触点进行设计制作。

1. 堆制下颌第一前磨牙各牙尖

(1) 颊尖

1) 形成三角嵴:从锥尖出发,向𬌗面中央加绿色蜡形成三角嵴(实训图 2-140)。

2) 形成近中牙尖嵴和近中副嵴:从锥尖处向近中加蜡形成近中牙尖嵴,在近中牙尖嵴上形成②号𬌗触点,咬合于上颌尖牙远中边缘嵴上,然后转向舌侧形成近中副嵴(实训图 2-141,实训图 2-142)。

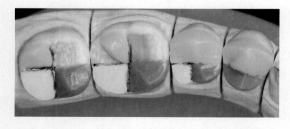

实训图 2-140　形成左下颌第一前磨牙颊尖三角嵴

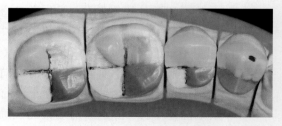

实训图 2-141　形成左下颌第一前磨牙②号𬌗触点

3) 形成远中牙尖嵴和远中副嵴:从锥尖处向远中加蜡形成远中牙尖嵴,在远中牙尖嵴上形成①号𬌗触点,咬合于上颌第一前磨牙近中边缘嵴上。然后转向舌侧形成远中副嵴(实训图 2-143,实训图 2-144)。

4) 操作要点:②号𬌗触点位于近中牙尖嵴上,牙尖嵴应制作平缓些,确保下颌前伸运动运行顺畅。①号𬌗触点位于远中牙尖嵴上,牙尖嵴应制作平缓些,确保下颌后退运动运行顺畅(实训图 2-145)。

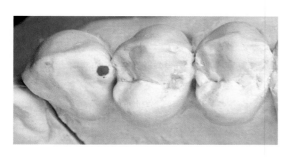

实训图 2-142 左下颌第一前磨牙②号𬌗触点对应的咬合点

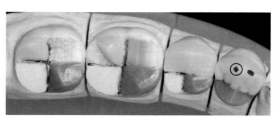

实训图 2-143 形成左下颌第一前磨牙①号𬌗触点

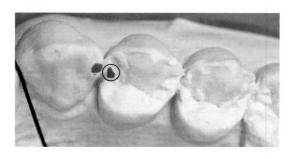

实训图 2-144 左下颌第一前磨牙①号𬌗触点对应的咬合点

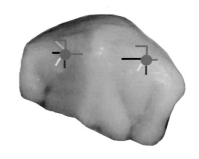

实训图 2-145 左下颌第一前磨牙②、①号𬌗触点危险的运动方向

(2) 舌尖:舌尖与对颌牙无咬合接触,制作方法同颊尖(实训图 2-146)。

(3) 形成邻面:取下下颌第一前磨牙代型,分别在近远中面加蜡,邻面外形高点均位于𬌗 1/3 偏颊侧。将代型放入底座,复写纸放于下颌尖牙与下颌第一前磨牙邻接处,左手固定模型,右手将复写纸向外抽出,如复写纸抽出时有阻力且不破损,说明邻接松紧度正常(实训图 2-147,实训图 2-148)。

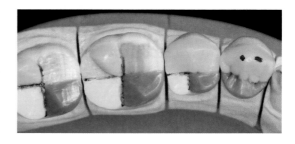

实训图 2-146 左下颌第一前磨牙舌尖完成

(4) 功能检查:在𬌗架上检查各个𬌗触点的位置及与对颌牙的接触紧密度。做下颌各种功能运动时,确保近中舌尖及每个触点的运行顺畅。如果功能运动中,𬌗触点有干扰,说明𬌗触点的位置有误,应重新制作(实训图 2-149~ 实训图 2-152)。

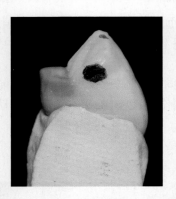

实训图 2-147　左下颌第一前磨牙近中面接触区

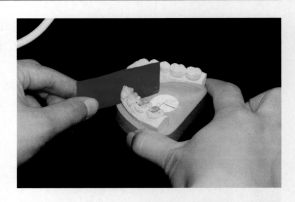

实训图 2-148　检查左下颌第一前磨牙邻接关系

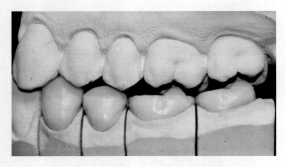

实训图 2-149　左下颌第一前磨牙咬合(颊侧观)

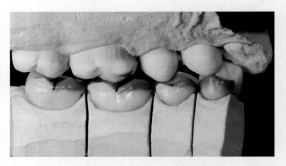

实训图 2-150　左下颌第一前磨牙咬合(舌侧观)

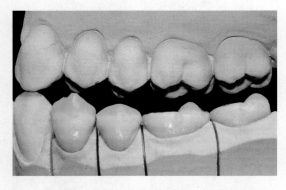

实训图 2-151　下颌侧方运动运行顺畅

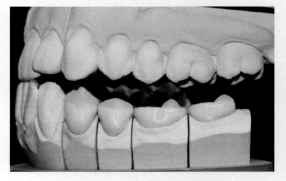

实训图 2-152　下颌前伸运动运行顺畅

2. 堆制下颌第二前磨牙各牙尖

(1) 颊尖

1) 形成三角嵴:从锥尖出发,向𬌗面中央加绿色蜡形成三角嵴。在三角嵴靠近中央窝处形成⑨号𬌗触点,咬合于上颌第二前磨牙舌尖三角嵴靠近牙尖顶处(实训图 2-153,实训图 2-154)。

2) 形成近中牙尖嵴和近中副嵴:从锥尖处向近中加蜡形成近中牙尖嵴,在近中牙尖嵴上形成②号𬌗触点,咬合于上颌第一前磨牙远中边缘嵴上,然后转向舌侧形成近中副嵴(实训图 2-155,实训图 2-156)。

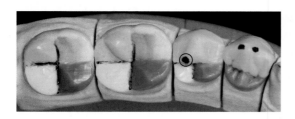

实训图 2-153　形成左下颌第二前磨牙⑨号殆触点

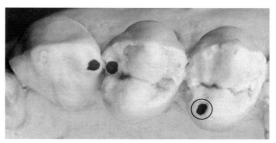

实训图 2-154　左下颌第二前磨牙⑨号殆触点对应的咬合点

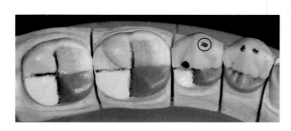

实训图 2-155　形成左下颌第二前磨牙②号殆触点

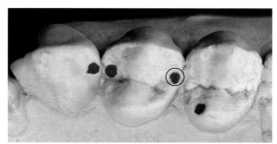

实训图 2-156　左下颌第二前磨牙②号殆触点对应的咬合点

3) 形成远中牙尖嵴和远中副嵴:从锥尖处向远中加蜡形成远中牙尖嵴,在远中牙尖嵴上形成①号殆触点,咬合于上颌第二前磨牙近中边缘嵴上,然后转向舌侧形成远中副嵴(实训图 2-157,实训图 2-158)。

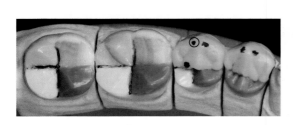

实训图 2-157　形成左下颌第二前磨牙①号殆触点

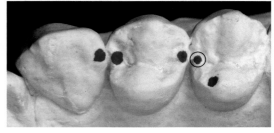

实训图 2-158　左下颌第二前磨牙①号殆触点对应的咬合点

4) 操作要点:⑨号殆触点位于三角嵴靠近中央窝处,颊尖的远中副沟位于该殆触点的趋中运动轨迹上,确保趋中运动运行顺畅。②号殆触点位于近中牙尖嵴上,牙尖嵴应制作平缓些,确保下颌前伸运动运行顺畅。①号殆触点位于远中牙尖嵴上,牙尖嵴应制作平缓些,确保下颌后退运动运行顺畅(实训图 2-159)。

（2）近中舌尖

1）形成三角嵴：从锥尖出发，向𬌗面中央加蓝色蜡形成三角嵴。在三角嵴靠近中央窝处形成⑤号𬌗触点，咬合于上颌第二前磨牙舌尖的近中牙尖嵴处（实训图2-160，实训图2-161）。

2）形成近中牙尖嵴和近中副嵴：从锥尖处向近中加蜡形成近中牙尖嵴，然后转向舌侧形成近中副嵴。

3）形成远中牙尖嵴和远中副嵴：从锥尖处向远中加蜡形成远中牙尖嵴，然后转向舌侧形成远中副嵴（实训图2-162）。

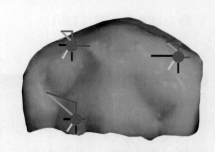

实训图 2-159　左下颌第二前磨牙⑨、②、①号𬌗触点危险的运动方向

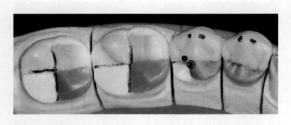

实训图 2-160　形成左下颌第二前磨牙⑤号𬌗触点

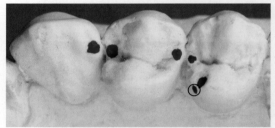

实训图 2-161　左下颌第二前磨牙⑤号𬌗触点对应的咬合点

4）操作要点：⑤号𬌗触点位于三角嵴靠近中央窝处，近中舌尖的远中副沟位于该𬌗触点的侧方运动轨迹上，确保下颌侧方运动运行顺畅（实训图2-163）。

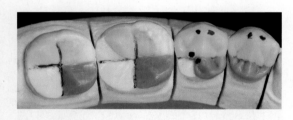

实训图 2-162　左下颌第二前磨牙近中舌尖完成

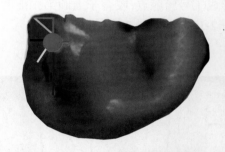

实训图 2-163　左下颌第二前磨牙⑤号𬌗触点危险的运动方向

（3）远中舌尖

1）形成三角嵴：从锥尖出发，朝向𬌗面中央窝加黄色蜡形成三角嵴。在三角嵴靠近中央窝处形成⑥号𬌗触点，咬合于上颌第二前磨牙舌尖的远中舌斜面靠近牙尖嵴处（实训图2-164，实训图2-165）。

2）形成近中牙尖嵴和近中副嵴：从锥尖处向近中加蜡形成近中牙尖嵴，然后转向舌侧形成近中副嵴。

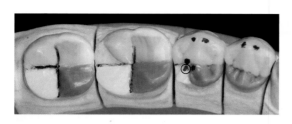

实训图 2-164　形成左下颌第二前磨牙⑥号𬌗触点

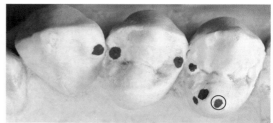

实训图 2-165　左下颌第二前磨牙⑥号𬌗触点对应的咬合点

　　3）形成远中牙尖嵴和远中副嵴:从锥尖处向远中加蜡形成远中牙尖嵴,然后转向舌侧形成远中副嵴(实训图 2-166)。

　　4）操作要点:⑥号𬌗触点位于远中舌尖三角嵴靠近中央窝处,堆蜡时应降低远中舌尖三角嵴的高度,使三角嵴的近远中斜面平缓,确保下颌侧方前伸运动运行顺畅(实训图 2-167)。

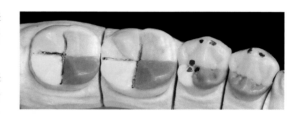

实训图 2-166　左下颌第二前磨牙远中舌尖完成

　　(4)形成邻面:取下下颌第二前磨牙代型,分别在近远中面加蜡,邻面外形高点均位于𬌗 1/3 偏颊侧。近中接触区略凹,远中接触区略凸。代型放入底座后,将复写纸放于下颌第一前磨牙与下颌第二前磨牙邻接处,左手固定模型,右手将复写纸向外抽出,如复写纸抽出时有阻力且不破损,说明邻接松紧度正常(实训图 2-168,实训图 2-169)。

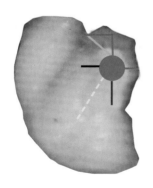

实训图 2-167　左下颌第二前磨牙⑥号𬌗触点危险的运动方向

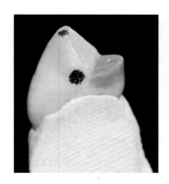

实训图 2-168　左下颌第一前磨牙远中面接触区

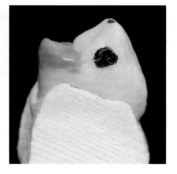

实训图 2-169　左下颌第二前磨牙近中面接触区

　　(5)功能检查:同上(实训图 2-170~ 实训图 2-173)。

　　3. 堆制下颌第一磨牙各牙尖

　　(1)远中颊尖

　　1)形成三角嵴:从锥尖出发,向𬌗面中央窝加绿色蜡形成三角嵴,并在三角嵴末端形成前置结节。前置结节上形成⑨号𬌗触点,咬合于上颌第一磨牙近中舌尖三角嵴靠近牙尖顶处(实训图 2-174,实训图 2-175)。

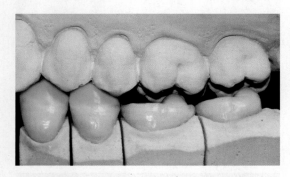

实训图 2-170　左下颌第二前磨牙咬合(颊侧观)

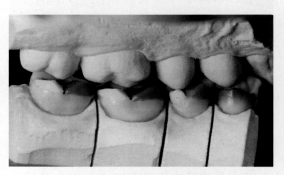

实训图 2-171　左下颌第二前磨牙咬合(舌侧观)

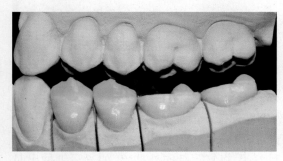

实训图 2-172　下颌侧方运动运行顺畅

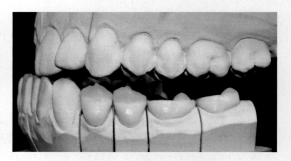

实训图 2-173　下颌前伸运动运行顺畅

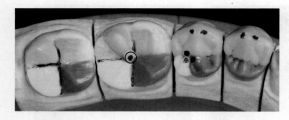

实训图 2-174　形成左下颌第一磨牙⑨号𬌗触点

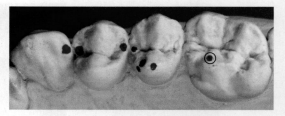

实训图 2-175　左下颌第一磨牙⑨号𬌗触点对应的咬合点

2) 形成近中牙尖嵴和近中副嵴:从锥尖处向近中加蜡形成近中牙尖嵴,转向舌侧止于前置结节处形成近中副嵴。在近中颊斜面靠近近中牙尖嵴处形成③号𬌗触点,咬合于上颌第一磨牙近中颊尖三角嵴靠近中央窝处(实训图 2-176,实训图 2-177)。

3) 形成远中牙尖嵴和远中副嵴:从锥尖向远中略偏舌侧加蜡形成远中牙尖嵴,转向舌侧止于前置结节处形成远中副嵴。在远中颊斜面靠近远中牙尖嵴处形成④号𬌗触点,咬合于上颌第一磨牙远中颊尖三角嵴靠近中央窝处(实训图 2-178,实训图 2-179)。

4) 操作要点:⑨号𬌗触点位于远中颊尖三角嵴靠近中央窝处,堆蜡时远中颊尖三角嵴

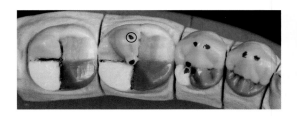

实训图 2-176　形成左下颌第一磨牙③号𬌗触点

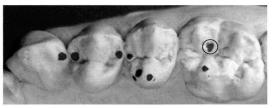

实训图 2-177　左下颌第一磨牙③号𬌗触点对应的咬合点

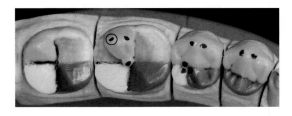

实训图 2-178　形成左下颌第一磨牙④号𬌗触点

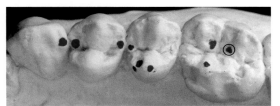

实训图 2-179　左下颌第一磨牙④号𬌗触点对应的咬合点

应平缓,确保下颌即刻趋中运动运行顺畅。③号𬌗触点位于远中颊尖的近中颊斜面靠近牙尖嵴处,堆蜡时远中颊尖应做圆钝,确保下颌前伸运动运行顺畅。④号𬌗触点位于远中颊尖的远中颊斜面靠近牙尖嵴处,堆蜡时远中颊尖应做圆钝,确保下颌后退运动运行顺畅(实训图 2-180)。

(2) 近中舌尖

1) 形成三角嵴:从锥尖出发,偏向远中颊侧,到达中央窝的位置形成三角嵴,并在三角嵴的前方形成前置结节。在前置结节上形成⑤号接触点,咬合于上颌近中舌尖近中舌斜面靠近牙尖嵴处(实训图 2-181,实训图 2-182)。

2) 形成近中牙尖嵴和近中边缘嵴:从锥尖处向近中加蜡形成近中牙尖嵴,然后转向颊侧止于近中舌尖边界处形成近中边缘嵴。

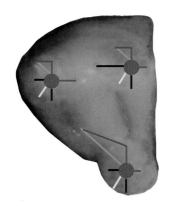

实训图 2-180　左下颌第一磨牙⑨、③、④号𬌗触点危险的运动方向

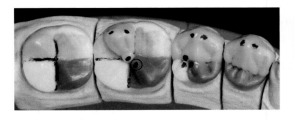

实训图 2-181　形成左下颌第一磨牙⑤号𬌗触点

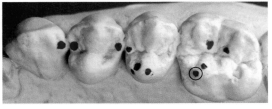

实训图 2-182　左下颌第一磨牙⑤号𬌗触点对应的咬合点

3)形成远中牙尖嵴和远中副嵴:从锥尖处向远中加蜡形成远中牙尖嵴,然后转向颊侧止于近中舌尖边界处形成远中副嵴(实训图2-183)。

4)操作要点:⑤号𬌗触点位于近中舌尖三角嵴靠近中央窝处,堆蜡时近中舌尖三角嵴的远中斜面应比近中斜面平缓,近中舌尖的远中副沟位于该𬌗触点的后退侧方运动轨迹上,确保下颌后退侧方运动运行顺畅(实训图2-184)。

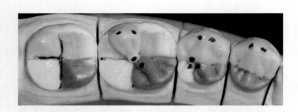

实训图2-183　左下颌第一磨牙近中舌尖完成

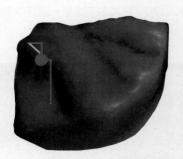

实训图2-184　左下颌第一磨牙⑤号𬌗触点危险的运动方向

(3)远中舌尖

1)形成三角嵴:从锥尖出发,偏向近中颊侧,到达中央窝的位置形成三角嵴。三角嵴上形成⑥号接触点,咬合于上颌近中舌尖远中舌斜面靠近牙尖嵴处(实训图2-185,实训图2-186)。

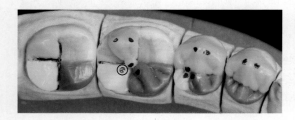

实训图2-185　形成左下颌第一磨牙⑥号𬌗触点

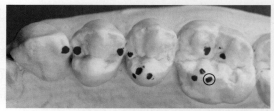

实训图2-186　左下颌第一磨牙⑥号𬌗触点对应的咬合点

2)形成近中牙尖嵴和近中副嵴:从锥尖处向近中加蜡形成近中牙尖嵴,然后转向颊侧止于远中舌尖蜡锥边界处形成近中副嵴。

3)形成远中牙尖嵴和远中边缘嵴:从锥尖处向远中加蜡形成远中牙尖嵴,然后转向颊侧止于远中舌尖蜡锥边界处形成远中边缘嵴。在边缘嵴上形成⑧号𬌗触点,咬合于上颌第一磨牙远中舌尖的近中舌斜面上(实训图2-187,实训图2-188)。

4)操作要点:⑥号𬌗触点位于远中舌尖三角嵴靠近中央窝处,堆蜡时远中舌尖三角嵴靠近触点的部位应平缓,确保下颌侧方前伸运动运行顺畅。⑧号𬌗触点位于远中边缘嵴,堆蜡时在该触点的颊侧应形成副沟,确保下颌即刻趋中运动运行顺畅(实训图2-189)。

(4)近中颊尖

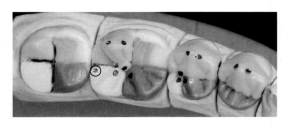

实训图 2-187　形成左下颌第一磨牙⑧号𬌗触点

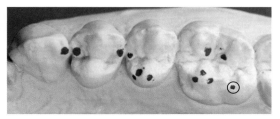

实训图 2-188　左下颌第一磨牙⑧号𬌗触点对应的咬合点

1）形成蜡锥：用白色蜡堆制一个蜡锥，其牙尖顶对应上颌第二前磨牙和第一磨牙之间的𬌗外展隙。恢复近中颊尖颊侧解剖形态（实训图 2-190）。

2）形成三角嵴：从锥尖出发，直接向舌侧到达近中舌尖蜡锥边界处形成三角嵴（实训图 2-191）。

3）形成近中牙尖嵴和近中边缘嵴：从锥尖处向近中加蜡形成近中牙尖嵴，在近中牙尖嵴上形成②号接触点，咬合于上颌第二前磨牙的远中边缘嵴上，然后转向舌侧止于近中舌尖边界处形成近中边缘嵴，该嵴与下颌第二前磨牙远中面形成邻面接触（实训图 2-192，实训图 2-193）。

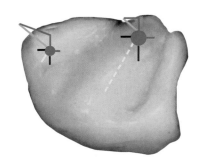

实训图 2-189　左下颌第一磨牙⑥、⑧号𬌗触点危险的运动方向

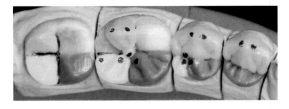

实训图 2-190　形成左下颌第一磨牙近中颊尖蜡锥

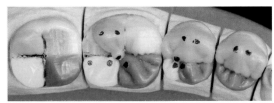

实训图 2-191　形成左下颌第一磨牙近中颊尖三角嵴

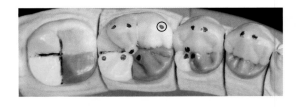

实训图 2-192　形成左下颌第一磨牙②号𬌗触点

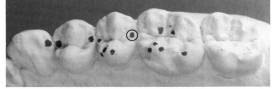

实训图 2-193　左下颌第一磨牙②号𬌗触点对应的咬合点

4）形成远中牙尖嵴和远中副嵴：从锥尖处向远中加蜡形成远中牙尖嵴，在远中牙尖嵴上形成①号𬌗触点，咬合于上颌第一磨牙的近中边缘嵴，然后转向舌侧止于近中舌尖三角嵴的前置结节处形成远中副嵴（实训图 2-194，实训图 2-195）。

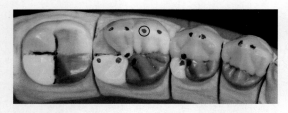

实训图 2-194　形成左下颌第一磨牙①号𬌗触点

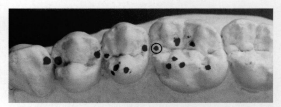

实训图 2-195　左下颌第一磨牙①号𬌗触点对应的咬合点

　　5) 操作要点:②号𬌗触点位于近中颊尖的近中牙尖嵴处,堆蜡时近中颊尖应圆钝,确保下颌前伸运动运行顺畅。①号𬌗触点位于近中颊尖的远中牙尖嵴处,堆蜡时近中颊尖应圆钝,确保下颌后退运动运行顺畅(实训图 2-196)。

　　(5) 远中尖:用黑色蜡堆制一个蜡锥,其三角嵴从锥尖处向近中舌侧延伸至中央窝,然后完成近远中副嵴(实训图 2-197)。

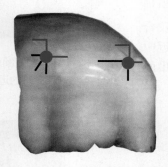

实训图 2-196　左下颌第一磨牙②、①号𬌗触点危险的运动方向

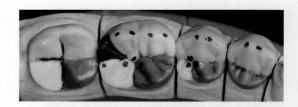

实训图 2-197　左下颌第一磨牙远中尖完成

　　(6) 检查邻接关系:下颌第一磨牙近远中邻接点均在近𬌗 1/3 偏颊侧。将复写纸放于两牙邻接处,左手固定模型,右手将复写纸向外抽出,如复写纸抽出时有阻力且不破裂说明邻接松紧度正常(实训图 2-198,实训图 2-199)。

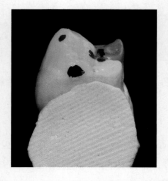

实训图 2-198　左下颌第二前磨牙远中接触区

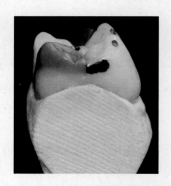

实训图 2-199　左下颌第一磨牙近中接触区

4. 堆制下颌第二磨牙各牙尖

(1) 远中颊尖

1) 形成三角嵴:从锥尖出发,向𬌗面中央窝加绿色蜡形成三角嵴,并在三角嵴末端形成前置结节。前置结节上形成⑨号𬌗触点,咬合于上颌第一磨牙近中舌尖三角嵴靠近牙尖顶处(实训图 2-200,实训图 2-201)。

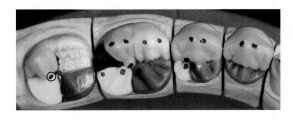

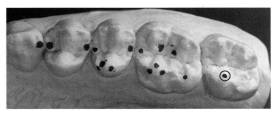

实训图 2-200　形成左下颌第二磨牙⑨号𬌗触点　　　实训图 2-201　左下颌第二磨牙⑨号𬌗触点对应的咬合点

2) 形成近中牙尖嵴和近中副嵴:从锥尖处向近中加蜡形成近中牙尖嵴,然后转向舌侧止于前置结节处形成近中副嵴。在近中颊斜面靠近近中牙尖嵴处形成③号𬌗触点,咬合于上颌第一磨牙近中颊尖三角嵴靠近中央窝处(实训图 2-202,实训图 2-203)。

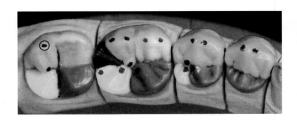

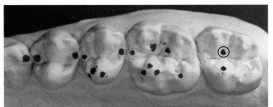

实训图 2-202　形成左下颌第二磨牙③号𬌗触点　　　实训图 2-203　左下颌第二磨牙③号𬌗触点对应的咬合点

3) 形成远中牙尖嵴和远中副嵴:从锥尖向远中略偏舌侧加蜡形成远中牙尖嵴,然后转向舌侧止于前置结节处形成远中副嵴。在远中颊斜面靠近远中牙尖嵴处形成④号𬌗触点,咬合于上颌第一磨牙远中颊尖三角嵴靠近中央窝处(实训图 2-204,实训图 2-205)。

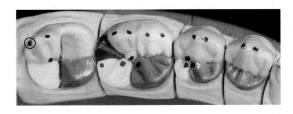

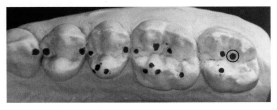

实训图 2-204　形成左下颌第二磨牙④号𬌗触点　　　实训图 2-205　左下颌第二磨牙④号𬌗触点对应的咬合点

4）操作要点：⑨号𬌗触点位于远中颊尖三角嵴靠近中央窝处，堆蜡时远中颊尖三角嵴应平缓，确保下颌即刻趋中运动运行顺畅。③号𬌗触点位于远中颊尖的近中颊斜面靠近牙尖嵴处，堆蜡时远中颊尖应圆钝，确保下颌前伸运动运行顺畅。④号𬌗触点位于远中颊尖的远中颊斜面靠近牙尖嵴处，堆蜡时远中颊尖应圆钝，确保下颌后退运动运行顺畅（实训图 2-206）。

（2）近中舌尖

1）形成三角嵴：从锥尖出发，偏向远中颊侧，到达中央窝的位置形成三角嵴，并在三角嵴的前方形成前置结节。在前置结节上形成⑤号接触点，咬合于上颌近中舌尖近中舌斜面靠近牙尖嵴处（实训图 2-207，实训图 2-208）。

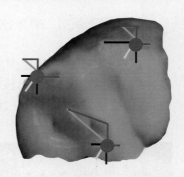

实训图 2-206　左下颌第二磨牙⑨、③、④号𬌗触点危险的运动方向

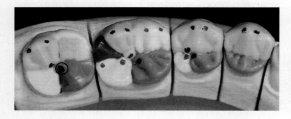

实训图 2-207　形成左下颌第二磨牙⑤号𬌗触点

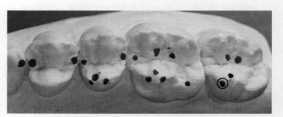

实训图 2-208　左下颌第二磨牙⑤号𬌗触点对应的咬合点

2）形成近中牙尖嵴和近中边缘嵴：从锥尖处向近中加蜡形成近中牙尖嵴，然后转向颊侧止于近中舌尖边界处形成近中边缘嵴。

3）形成远中牙尖嵴和远中副嵴：从锥尖处向远中加蜡形成远中牙尖嵴，然后转向颊侧止于近中舌尖边界处形成远中副嵴（实训图 2-209）。

4）操作要点：⑤号𬌗触点位于近中舌尖三角嵴靠近中央窝处，堆蜡时近中舌尖三角嵴的远中斜面应比近中斜面平缓，近中舌尖的远中副沟位于该触点的后退侧方运动轨迹上，确保下颌后退侧方运动运行顺畅（实训图 2-210）。

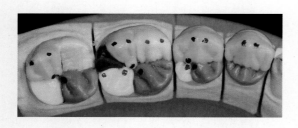

实训图 2-209　左下颌第二磨牙近中舌尖完成

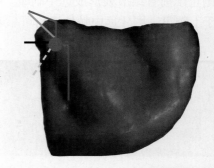

实训图 2-210　左下颌第二磨牙⑤号𬌗触点危险的运动方向

(3) 远中舌尖

1) 形成三角嵴:从锥尖出发,偏向近中颊侧,到达中央窝的位置形成三角嵴。三角嵴上形成⑥号接触点,咬合于上颌近中舌尖远中舌斜面靠近牙尖嵴处(实训图 2-211,实训图 2-212)。

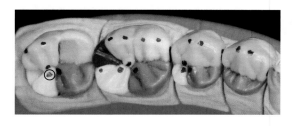
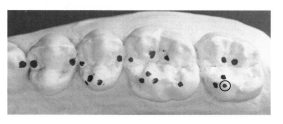

实训图 2-211　形成左下颌第二磨牙⑥号骀触点　　实训图 2-212　左下颌第二磨牙⑥号骀触点对应的咬合点

2) 形成近中牙尖嵴和近中副嵴:从锥尖处向近中加蜡形成近中牙尖嵴,然后转向颊侧止于远中舌尖蜡锥边界处形成近中副嵴。

3) 形成远中牙尖嵴和远中边缘嵴:从锥尖处向远中加蜡形成远中牙尖嵴,然后转向颊侧止于远中舌尖蜡锥边界处形成远中边缘嵴,并在远中边缘嵴上形成⑧号骀触点,咬合于上颌第二磨牙远中舌尖近中牙尖嵴上(实训图 2-213,实训图 2-214)。

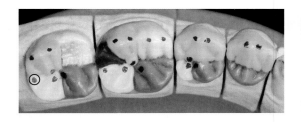
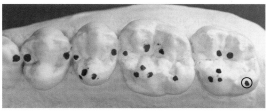

实训图 2-213　形成左下颌第二磨牙⑧号骀触点　　实训图 2-214　左下颌第二磨牙⑧号骀触点对应的咬合点

4) 操作要点:⑥号骀触点位于远中舌尖三角嵴靠近中央窝处,堆蜡时远中舌尖三角嵴靠近触点的部位应平缓,确保下颌侧方前伸运动运行顺畅。⑧号骀触点位于远中边缘嵴上,堆蜡时在该触点的颊侧应形成副沟,确保下颌即刻趋中运动运行顺畅(实训图 2-215)。

(4) 近中颊尖

1) 形成蜡锥:用白色蜡堆制一个蜡锥,方法同上(实训图 2-216)。

2) 形成三角嵴:从锥尖出发,直接向舌侧到达近中舌尖蜡锥边界处形成三角嵴(实训图 2-217)。

3) 形成近中牙尖嵴和近中边缘嵴:从锥尖处向近中加

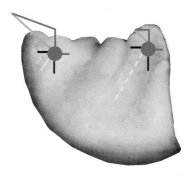

实训图 2-215　左下颌第二磨牙⑥、⑧号骀触点危险的运动方向

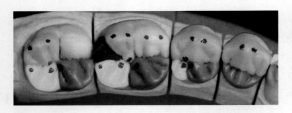

实训图 2-216　左下颌第二磨牙近中颊尖蜡锥

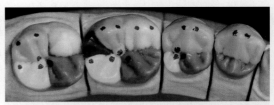

实训图 2-217　左下颌第二磨牙近中颊尖三角嵴

蜡形成近中牙尖嵴,在近中牙尖嵴上形成②号接触点,咬合于上颌第一磨牙的远中边缘嵴上,然后转向舌侧止于近中舌尖边界处形成近中边缘嵴,并在近中边缘嵴上形成⑦号𬌗触点,咬合于上颌第一磨牙远中舌尖远中牙尖嵴上(实训图 2-218,实训图 2-219)。

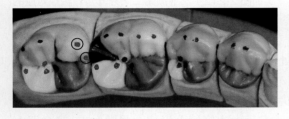

实训图 2-218　形成左下颌第二磨牙②号、⑦号𬌗触点

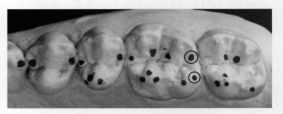

实训图 2-219　左下颌第二磨牙②号、⑦号𬌗触点对应的咬合点

4)形成远中牙尖嵴和远中副嵴:从锥尖处向远中加蜡形成远中牙尖嵴,在远中牙尖嵴上形成①号𬌗触点,咬合于上颌第二磨牙的近中边缘嵴处,然后转向舌侧止于近中舌尖三角嵴的前置结节处形成远中副嵴(实训图 2-220,实训图 2-221)。

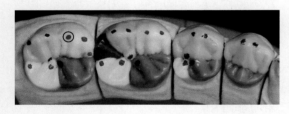

实训图 2-220　形成左下颌第二磨牙①号𬌗触点

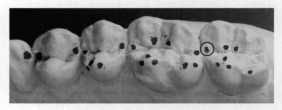

实训图 2-221　左下颌第二磨牙①号𬌗触点对应的咬合点

5)操作要点:①号𬌗触点位于近中颊尖的远中牙尖嵴处,堆蜡时近中颊尖应圆钝,确保下颌后退运动运行顺畅。②号𬌗触点位于近中颊尖的近中牙尖嵴处,堆蜡时近中颊尖应圆钝,确保下颌前伸运动运行顺畅。⑦号𬌗触点位于近中颊尖的近中边缘嵴处,堆蜡时近中颊尖的近中副沟应越过该接触点的趋中运动轨迹上,确保下颌趋中运动运行顺畅(实训图2-222)。

(5)功能检查:同上。

(6)检查邻接关系:下颌第二磨牙近远中邻接点均在近𬌗 1/3 偏颊侧。将复写纸放于两牙邻接处,左手固定模型,右手将复写纸向外抽出,如复写纸抽出有阻力且不破裂,说明邻接松紧度正常(实训图 2-223,实训图 2-224)。

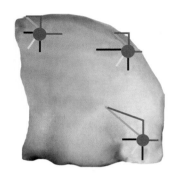

实训图 2-222　左下颌第二磨牙①、②、⑦号殆触点危险的运动方向

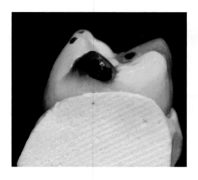

实训图 2-223　左下颌第一磨牙远中接触区

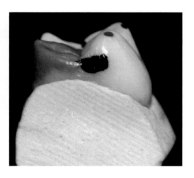

实训图 2-224　左下颌第二磨牙近中接触区

(三)功能检查

对于制作好的蜡型,在殆架上做进一步整体检查。牙尖交错位时,下颌各牙尖正对上颌牙的沟、中央窝或外展隙,各牙轴面上的沟正对上颌牙的牙尖;覆殆、覆盖关系为浅覆殆、浅覆盖;牙尖高度与下牙列的纵殆曲线相一致。每颗牙的殆触点接触紧密,直径约 1mm。动态殆时,下颌前伸运动在前牙的导向过程中,侧方运动在尖牙的导向过程中,下颌后牙从前向后均脱离殆接触,间隙依次增大(实训图 2-225~ 实训图 2-229)。

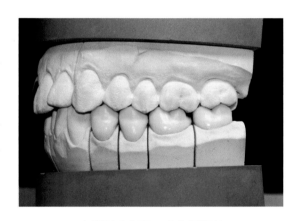

实训图 2-225　咬合颊侧观

(四)精修

用雕刻刀去除各牙颈缘以下多余的内衬蜡,对牙齿各轴面形态顺着解剖结构方向进行精修,左下颌后牙堆蜡完成(实训图 2-230~ 实训图 2-233)。

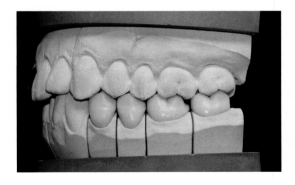

实训图 2-226　咬合舌侧观

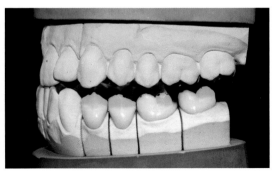

实训图 2-227　下颌前伸运动运行顺畅

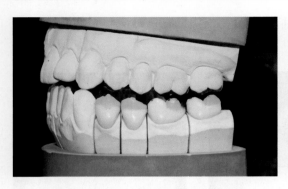

实训图 2-228　下颌侧方运动运行顺畅

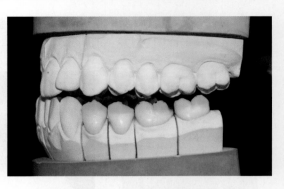

实训图 2-229　下颌趋中运动运行顺畅

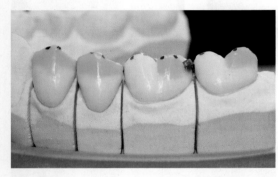

实训图 2-230　左下颌后牙堆蜡精修完成（颊侧观）

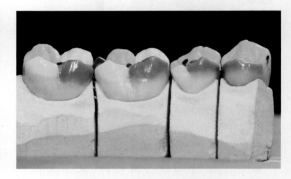

实训图 2-231　左下颌后牙堆蜡精修完成（舌侧观）

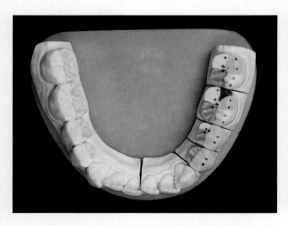

实训图 2-232　左下颌后牙堆蜡精修完成（𬌗面观）

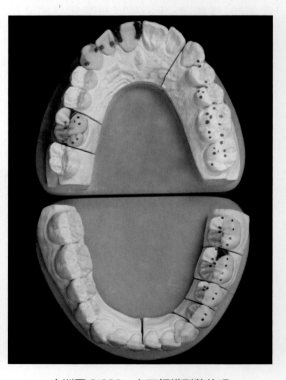

实训图 2-233　上下颌模型整体观

【注意事项】
1. 注意下颌功能运动必须在导向下进行。
2. 注意每颗牙邻面接触区的位置及大小。

【实训报告与评定】
评分标准如下:

牙列中左下颌后牙系统性功能堆蜡评分标准

学号:_____ 姓名:_____

考核内容	考核要点	配分	得分
下颌第一前磨牙	牙尖位置	2	
	①号𬌗触点位置、大小合适,接触紧密,无𬌗干扰	2	
	②号𬌗触点位置、大小合适,接触紧密,无𬌗干扰	2	
	下颌功能运动检查	5	
	牙冠形态	3	
下颌第二前磨牙	牙尖位置	3	
	①号𬌗触点位置、大小合适,接触紧密,无𬌗干扰	2	
	②号𬌗触点位置、大小合适,接触紧密,无𬌗干扰	2	
	⑤号𬌗触点位置、大小合适,接触紧密,无𬌗干扰	2	
	⑥号𬌗触点位置、大小合适,接触紧密,无𬌗干扰	2	
	⑨号𬌗触点位置、大小合适,接触紧密,无𬌗干扰	2	
	下颌功能运动	5	
	牙冠形态	3	
下颌第一磨牙	牙尖位置	5	
	①号𬌗触点位置、大小合适,接触紧密,无𬌗干扰	2	
	②号𬌗触点位置、大小合适,接触紧密,无𬌗干扰	2	
	③号𬌗触点位置、大小合适,接触紧密,无𬌗干扰	2	
	④号𬌗触点位置、大小合适,接触紧密,无𬌗干扰	2	
	⑤号𬌗触点位置、大小合适,接触紧密,无𬌗干扰	2	
	⑥号𬌗触点位置、大小合适,接触紧密,无𬌗干扰	2	
	⑧号𬌗触点位置、大小合适,接触紧密,无𬌗干扰	2	
	⑨号𬌗触点位置、大小合适,接触紧密,无𬌗干扰	2	
	下颌功能运动检查	5	
	牙冠形态	3	
下颌第二磨牙	牙尖位置	4	
	①号𬌗触点位置、大小合适,接触紧密,无𬌗干扰	2	
	②号𬌗触点位置、大小合适,接触紧密,无𬌗干扰	2	
	③号𬌗触点位置、大小合适,接触紧密,无𬌗干扰	2	
	④号𬌗触点位置、大小合适,接触紧密,无𬌗干扰	2	

续表

考核内容	考核要点	配分	得分
	⑤号𬌗触点位置、大小合适,接触紧密,无𬌗干扰	2	
	⑥号𬌗触点位置、大小合适,接触紧密,无𬌗干扰	2	
	⑦号𬌗触点位置、大小合适,接触紧密,无𬌗干扰	2	
	⑧号𬌗触点位置、大小合适,接触紧密,无𬌗干扰	2	
	⑨号𬌗触点位置、大小合适,接触紧密,无𬌗干扰	2	
	下颌功能运动检查	5	
	牙冠形态	3	
整体情况	纵𬌗曲线、横𬌗曲线	3	
	整体咬合	3	
总分		100	

【思考题】

1. 叙述下颌后牙的形态功能特点。
2. 叙述𬌗触点的分布规律。

（原　琴）

教 学 大 纲
（供口腔医学技术专业用）

一、课程性质和任务

《优牙合理论与技术》是高等职业教育口腔医学技术专业学生必修的专业基础课程。它的学习可分为四个阶段：①对口颌系统各组成元素的形态进行单一的功能解读；②对牙、牙周及颌骨三元素叠加形成的功能单元（牙列）的形态进行功能解读；③对口颌系统所有元素之间的相互关系、相互影响进行综合解读（颌位、下颌运动及动态牙合等）；④对个性化牙合进行功能性解读与实践（个性化数据的采集、传递、接收及应用）。通过本课程的学习，使学生掌握口颌系统的工作原理，充分理解优质咬合的三个质量标准：持久耐用、省力高效、运行顺畅。学会用正确的方法把模型安装于牙合架上；学会系统性功能成型技术，以提高学生牙合学知识的基础理论水平和基本技能。

二、课程目标

（一）知识目标

1. 掌握口颌系统各元素的形态与功能。
2. 掌握牙合学基础知识。

（二）能力目标

1. 掌握均值牙合架模型安装的方法。
2. 学会系统性功能堆蜡技术。

（三）职业素养目标

1. 培养学生良好的职业道德和敬业精神。
2. 树立辩证唯物主义观点，学会辩证思维。

三、教学内容和要求

理 论 模 块

教学内容	教学要求		
	了解	熟悉	掌握
绪论			√
第一章　口颌系统			

教学内容	教学要求		
	了解	熟悉	掌握
第一节　牙周组织		√	
第二节　颌骨			
一、上颌骨		√	
二、下颌骨		√	
三、其他相关骨	√		
第三节　咀嚼肌			
一、下颌运动肌		√	
二、表情肌	√		
三、其他相关肌	√		
第四节　颞下颌关节		√	
第五节　口颌系统功能的神经控制	√		
第二章　牙列——𬌗的主体功能结构			
第一节　水平面内牙列的形态与功能			
一、牙列中的几何图形			√
二、完整牙列的功能			√
三、水平面内的牙位异常	√		
第二节　矢状面内牙列的形态与功能			
一、牙倾斜的规律			√
二、矢状面内的牙位异常	√		
第三节　冠状面内牙列的形态与功能			
一、牙倾斜的规律			√
二、冠状面内的牙位异常	√		
第四节　牙间触点			√
第三章　下颌运动			
第一节　参照点、线、面			√
第二节　颌位			√
第三节　下颌运动的基本形式			√
第四节　下颌运动的记录			
一、标志点与观测面	√		
二、记录方法			√
三、髁点的运动轨迹			√
四、切点的运动轨迹		√	
第五节　下颌运动的导向			√
第六节　动态𬌗			√
第七节　目标𬌗			√
第四章　优𬌗义齿			
第一节　个性化数据的采集与传递		√	
第二节　个性化数据的接收			√
第三节　个性化数据的应用			√

实 训 模 块

实训名称	教学内容	教学要求		
		了解	学会	熟练
实训一:模型安装	一、均值𬌗架的模型安装		√	
	二、面弓转移后全可调式𬌗架的模型安装	√		
实训二:系统性功能堆蜡技术	一、右上颌第一磨牙的堆蜡技术			√
	二、右上颌前牙的堆蜡技术			√
	三、左下颌后牙的堆蜡技术			√

四、学时安排

教学内容与顺序	学时数	
	理论	实训
绪论	2	
第一章　口颌系统	10	
第二章　牙列——𬌗的主体功能结构	14	
第三章　下颌运动	12	
第四章　优𬌗义齿	8	
附录:实训教程 实训一　模型安装		
一、均值𬌗架的模型安装		6
二、面弓转移后全可调𬌗架的模型安装		6
实训二　系统性功能堆蜡技术		
一、右上颌第一磨牙的堆蜡技术		24
二、右上颌前牙的堆蜡技术		48
三、左下颌后牙的堆蜡技术		24
合计	46	108
总计	154	

五、大纲说明

1. 本教学大纲可供 3 年制高等职业教育口腔医学技术专业教学使用,总学时 154 学时,其中理论教学 46 学时,实训教学 108 学时。

2. 本课程对理论部分教学要求分为掌握、熟悉、了解三个层次;对实训技能要求分为了解、学会、熟练三个层次。

3. 教学建议　本教材介绍了𬌗罗盘指导下的系统性功能堆蜡技术。在最初阶段,学生可能会感觉较难掌握。这就要求大家一定要认真学习𬌗罗盘的理论,充分理解下颌运动与𬌗面形态之间的关系。

教师在教学中可自己制作模拟下颌运动的教具,尽可能让学生直观地观察牙列中每个牙尖在各种功能运动时的运动方向。灵活采用多种教学手段,反复强化学生对𬌗罗盘的认识。

参 考 文 献

1. 谢秋菲 . 牙体解剖与口腔生理学 . 北京:北京大学医学出版社,2005
2. 王美青 . 口腔解剖生理学 . 第 7 版 . 北京:人民卫生出版社,2012
3. 易新竹 . 殆学 . 第 3 版 . 北京:人民卫生出版社,2012
4. 王美青 . 现代学 . 北京:人民卫生出版社,2006
5. Mauro Fradeani,Giancarlo Barducci. 口腔固定修复中的美学重建 . 第 2 卷 . 修复治疗:美学、生物学和功能整合的系统治疗方法 . 王新知,译 . 北京:人民军医出版社,2012

67